汪氏家藏奇效書

〔清〕汪渭陽/撰　鄧　勇/提要

汪氏擬方

〔清〕汪文譽/撰　葉　紅/提要

古方選注

〔清〕方成垣/撰　葉　紅/提要

王　鵬/主編

安徽博物院藏新安孤本珍本醫籍叢刊

—第二輯—

二〇二二年度國家古籍整理出版專項經費資助項目

时代出版
时代出版传媒股份有限公司
安徽科学技术出版社

圖書在版編目(CIP)數據

安徽博物院藏新安孤本珍本醫籍叢刊. 第二輯 / 王鵬主編. --合肥：安徽科學技術出版社，2023.9
ISBN 978-7-5337-8669-4

Ⅰ.①安… Ⅱ.①王… Ⅲ.①中醫典籍-叢刊
Ⅳ.①R2-5

中國版本圖書館 CIP 數據核字(2022)第 245803 號

ANHUI BOWUYUAN CANG XIN'AN GUBEN ZHENBEN YIJI CONGKAN DIERJI
安徽博物院藏新安孤本珍本醫籍叢刊・第二輯　　王 鵬 主編

出 版 人：王筱文　　選題策劃：王 宜　　責任編輯：王 宜
責任校對：汪海燕　　責任印製：梁東兵　　裝幀設計：王 艷
出版發行：時代出版傳媒股份有限公司　http://www.press-mart.com
安徽科學技術出版社　http://www.ahstp.net
(合肥市政務文化新區翡翠路 1118 號出版傳媒廣場，郵編：230071)
電話：(0551)63533330
印　　製：安徽新華印刷股份有限公司　電話：(0551)65859178
(如發現印裝質量問題，影響閱讀，請與印刷廠商聯繫調换)

開本：787×1092 1/16　　印張：39.25　　字數：785 千
版次：2023 年 9 月第 1 版　　2023 年 9 月第 1 次印刷

ISBN 978-7-5337-8669-4　　定價：880.00 元

《安徽博物院藏新安孤本珍本醫籍叢刊》編纂委員會

前言

中醫藥學源遠流長，在其漫長的歷史發展進程中，湧現出大批著名醫家，他們在學術上各領風騷，形成了衆多的醫學流派。不同流派的爭鳴與滲透、交流與融合，促進了中醫藥學術的不斷進步和臨床療效的不斷提高。各家中醫學術流派薪火相承，後浪推前浪，鑄就了中醫藥學發展史上一道道靚麗的風景綫。

九州方隅，風物萬千，心得各有見長，傳習日久，漸成衆多地域醫學流派。地域醫學流派是對某一特定地域醫家學術特徵的整體概括，凸顯了中醫藥學辨證論治的原則性、多樣性和靈活性。『天下明醫出新安』。安徽自古物寶文華、人傑地靈，是歷史上名醫輩出的地方，『南新安、北華佗』的原生態傳統醫學文化獨具特色和優勢，尤其是源自古徽州的新安醫學，以其鮮明的地域特色、厚重的傳統底藴、突出的學術成就、深遠的歷史影響，在我國地域醫學流派中獨樹一幟。作為徽文化五大要素之一的新安醫學，儒醫輩出、世醫不絕，文獻宏富、名著林立，創新發明、學説紛呈，特色鮮明，影響深遠，傳承至今，經久不衰，是公認的綜合性地域醫學流派的典型代表。

中華人民共和國成立以來，學術界一直十分重視新安醫學文獻的整理與研究，以安徽學者群體為核心，聯合國內其他地區學者，針對新安醫學古籍文獻開展了一系列卓有成效的研究工作，在文獻校注整理、醫家醫籍考證、名家學術思想研究等領域，取得了眾多代表性成果，一批重要的新安醫籍文獻得以整理出版，為傳承發展新安醫學學術、弘揚優秀傳統文化做出了重要貢獻。但時至今日，仍然有大量重要新安醫籍未曾進行過系統整理和出版，不能不說是一種遺憾。為有效彌補既往古籍整理研究的不足，不斷完善新安醫學醫籍體系，進一步促進對新安醫家學術思想的深入研究，安徽中醫藥大學組建了專門的整理研究團隊，有計畫、分批次地開展了新安醫學孤本珍本醫籍文獻的整理工作。

《安徽博物院藏新安孤本珍本醫籍叢刊》共選取二十三種安徽博物院所藏且未整理的具有重要學術和實踐應用價值的新安孤本珍本醫籍，包括中醫綜合類文獻三種、溫病類文獻二種、方書類文獻四種、外傷科類文獻四種、婦科類文獻一種、兒科類文獻四種、喉科類文獻二種、醫案類文獻三種，以保留原貌的影印形式出版，旨在搶救性整理這些瀕佚的新安孤本珍本醫籍；同時，為每部著作撰寫內容提要，從作者、成書經歷、版本、基本內容與構成、引用文獻、學術特色等方面，總結並展現各醫籍的新安醫學特色及對後世中醫藥學術傳承與發展的影響。

選入《安徽博物院藏新安孤本珍本醫籍叢刊》的古籍文獻基本資訊如下：

《溫疫論補注》，二卷，清代新安醫家楊啟甲撰，是一部注解明代醫家吳又可《溫疫論》的著作。本書原稿撰成於清道光二十年（一八四〇），於清道光二十一年（一八四一）由黃宗棨刻板印刷。現存刻本，系孤本，藏於安徽博物院。《中國中醫古籍總目》失收。

《溫疫論詳辯》，一卷，清代新安醫家瑩君溥抄録，經考證，內容取自清代醫家戴天章《廣瘟疫論》。現存一種抄本，抄成年代不詳，藏於安徽博物院。《中國中醫古籍總目》失收。

《汪氏家藏奇效書》，不分卷，清代新安醫家汪渭陽撰，是一部收載治療瘡癰腫毒方書的著作。原題汪渭陽撰，因第二冊文中有言『會吾兄渭陽，不可盡吐心腹』『凡遇吾兄渭陽，寧可裝呆請教，幸勿說我好書』，故推測此書作者除汪渭陽外，可能還有其弟汪渭川。現存一種民國抄本，抄成年代不詳，藏於安徽博物院。《中國中醫古籍總目》失收。

《汪氏擬方》，一卷，清代新安醫家汪文譽撰，是一部綜合類醫著。現存一種抄本，抄成年代不詳，藏於安徽博物院。經考證，該抄本實為《濟世良方》節抄本，主要節抄了原書外感和內科雜病部分內容。

《古方選注》，一卷，清代新安醫家方成垣撰，闡述了十三首汗劑與五首吐劑的遺方用藥機理，同時記録了古籍先賢對所載方劑的有關論述。現存一種清代抄本，抄成年代不詳，系孤本，藏於安徽博物院。《中國中醫古籍總目》失收。

《吴氏家傳痰火七十二方》，一卷，清代新安醫家吴起甫撰，是一部專研痰火證治的著作。現存一種民國抄本，抄於民國元年（一九一二），系孤本，藏於安徽博物院。《中國中醫古籍總目》失收。

《驗方秘録》，不分卷，清代新安醫家謝奕卿撰，是一部彙集實效驗方的著作。現存一種清代抄本，抄成年代不詳，藏於安徽博物院。《中國中醫古籍總目》失收。

《醫階》，不分卷，清末至民國方志學家、詩人、書法家、文物鑒賞家許承堯撰，是一部以摘録中醫醫論和臨證治療為主要內容、以學醫筆記為主要形式的著作。本書原稿撰成於清光緒二十七年（一九〇一），未曾出版刊行。現存稿本，系孤本，藏於安徽博物院。《中國中醫古籍總目》失收。

《臨症一得》，不分卷，清末至民國新安醫家葉仲賢撰，是一部記録其臨證心得的著作。現存一種抄本，系孤本，抄成時間不詳，藏於安徽博物院。《中國中醫古籍總目》失收。

《摘選外科雜症》《外科症治神方》，均不分卷，清代新安醫家程耀明輯，均為收録中醫外科治療方藥的著作。現各存一種抄本，抄成年代不詳，均藏於安徽博物院。《中國中醫古籍總目》失收。

《傷科》，不分卷，清代新安醫家程培撰，是一部輯録傷科疾病治療方法的著作。本書現存清光緒元年（一八七五）松茂室抄本，系孤本，藏於安徽博物院。《中國中醫古籍總目》失收。

《傷科秘方》，不分卷，清代新安醫家安文、定文輯，是一部關於記述外傷證治的著作。現存一種民國抄本，抄成時間不詳，藏於安徽博物院。《中國中醫古籍總目》失收。

《女科集要》，一卷，清代新安醫家程文囿撰，是一部主要記述婦科證治的著作。本書前半部分『望色』『聆音』『辨脈』内容可見於《醫述》第二卷『醫學溯源』，後半部分内容見於《醫述》第十三卷『女科原旨』。現存一種抄本，抄録時間不詳，後補配清嘉慶九年（一八〇四）刻本《産科心法》，藏於安徽博物院。《中國中醫古籍總目》失收。

《汪弢廬先生手集小兒方藥》，一卷，清代新安醫家汪宗沂撰，是一部專研小兒證治的醫著。本書現存清代稿本，系孤本，據考證當為汪氏手書稿本，具有較高的文獻學和版本學價值，藏於安徽博物院。《中國中醫古籍總目》失收。

《兒科藥方》，一卷，清末至民國新安醫家胡永康撰，是一部專門記述小兒證治的醫著。現存民國時期稿本，系孤本，藏於安徽博物院。《中國中醫古籍總目》失收。

《痘疹集成》，一卷，清代新安醫家程坤錫著，是一部論述痘疹病因病機及治療的醫著。現存抄本，系孤本，藏於安徽博物院。《中國中醫古籍總目》失收。

《麻證秘訣》，一卷，清末至民國新安醫家胡永康撰，是一部專門記述麻疹的醫著。現存清光緒十一年（一八八五）稿本，系孤本，藏於安徽博物院。《中國中醫古籍總目》失收。

《喉科秘笈》，一卷，清代張宗良、吴氏原著，清末至民國新安醫家汪雲祥修訂抄録，是一部喉科著作。現存一種抄本，抄成年代不詳，藏於安徽博物院。《中國中醫古籍總目》失收。此書乃《咽喉秘集》的一個抄本。《咽喉秘集》現存最早刻本為清同治元年（一八六二）潘仕成海山仙館初刻本，乃重刊《驗方新編》時附録《咽喉秘集》於內；清代張紹棠味古齋光緒九年（一八八三）刻本點校頗精，流傳甚廣。另存有清代及近代多種刊本。

《咽喉秘要全書》，一卷，清代新安醫家言立誠參訂，是一部關於咽喉科疾病辨證施治的經驗集。現存清宣統二年（一九一〇）抄本，藏於安徽博物院。本書內容經考證為清乾隆年間《咽喉經驗秘傳》（蘇州人程永培校刊）的抄本。

《杏軒醫案輯録》，不分卷，清代新安醫家程杏軒原撰，其弟子倪榜、許璞等輯録。現存一種民國抄本，抄録者、抄録年份不詳，藏於安徽博物院。《中國中醫古籍總目》失收。

《觀頤居醫案》，不分卷，清代新安醫家葉熙鐸撰，是一部記録臨床經驗的醫案著作。現存一種民國抄本，系孤本，抄録者、抄録年份不詳，藏於安徽博物院。《中國中醫古籍總目》失收。

《紅樹山莊醫案》，十二卷，清代新安醫家葉昶撰，成書於清鹹豐十一年（一八六一），是一部記録臨床經驗的醫案著作。現存清代趙詠抄本，藏於安徽博物院、中山大學圖書館。《中國中醫古籍總目》收載，但未録安徽博物院亦藏此書。

《安徽博物院藏新安孤本珍本醫籍叢刊》的整理出版工作，在安徽博物院和安徽科學技術出版社的大力支持下，成功獲批二〇二二年度國家古籍整理出版專項經費資助項目。安徽科學技術出版社長期從事中醫藥古籍的整理出版工作，並將新安醫學古籍整理研究作為重點圖書板塊加以打造，多年來出版了一系列學術水準高、業界影響大的新安醫學古籍整理和研究類圖書，積累了豐富的中醫藥古籍和新安醫學古籍整理經驗，為本次《安徽博物院藏新安孤本珍本醫籍叢刊》整理出版工作的順利實施提供了強有力的組織和技術保證，確保了本次整理專案的順利開展和按期完成。在此，謹對安徽博物院、安徽科學技術出版社及參加本項目整理出版工作的同道致以衷心的感謝。

新安醫學的當代價值正是體現在它實用的、不斷創新的、至今仍造福於民眾的知識體系中，而新安醫學古籍文獻則是這些知識體系的載體，是彌足珍貴的文化遺產。本次影印整理出版的《安徽博物院藏新安孤本珍本醫籍叢刊》，以具有重要實用價值的新安醫籍孤本珍本文獻為整理對象，均與臨床實踐密切相關，能夠更直接地用以指導臨床實踐工作，豐富現有的臨床辨證論治體系，促進中醫醫療水準的提高。我們衷心地期望，通過本套叢刊的出版，能夠更有效地保護並展示得到廣泛認同、可供交流、原汁原味的新安醫籍珍貴文獻，同時對弘揚徽文化、發掘新安醫學學術精華、傳承發展中醫藥事業有所裨益。

王　鵬

二〇二二年八月十八日

目録

汪氏家藏奇效書

提要　鄧　勇

安徽博物院藏新安孤本珍本醫籍叢刊

——第二輯——

内容提要

《汪氏家藏奇效書》，不分卷，清代新安醫家汪渭陽撰，是一部收載治療瘡癰腫毒方藥的著作。

一、作者與成書經歷

汪渭陽，安徽婺源鯆溪人。生平不詳，目前僅知其生活軌跡在清代，存世醫著有《汪氏家藏奇效書》。《汪氏家藏奇效書》成書年代不詳。《中國中醫古籍總目》未載該書，僅見於《安徽博物院書目》。王樂匋《新安醫籍考》亦載此書僅存抄本，見於安徽博物院。另，因第二冊文中有言『會吾兄渭陽，不可盡吐心腹』『凡遇吾兄渭陽，寧可裝呆請教，幸勿說我好書』，故推測此書作者除汪渭陽外，可能還有其弟汪渭川，惜佐證不足，難以判定其要。

二、版本

《汪氏家藏奇效書》現存一種民國抄本，抄録者及抄成年代均不詳，現藏於安徽博物院。全本共三册，四眼綫裝，開本尺寸縱二十四點八厘米，横十三點一厘米，無版框，白口。正文半葉九行，大字每行二十四至二十九字不等，小字雙行字數不等。行文偶有朱批（第二册『周身骨數』）。封面左上有『汪氏家藏奇效書』七字。『汪』字右上有鉛印一枚，方形略長，朱色，陰文，文字漫漶不可考；『效』字左下有圓形鉛印一枚，朱色，陰文，文字漫漶不可考；『書』字左上有方形鉛印一枚，朱色，陽文，考為單字『松』。第三册，『敘論癰疽』頁，右下有一方形鉛印，朱色，陽文，考為『渭陽』，此印下方另有一方形鉛印，朱色，陰文，文字漫漶不可考。餘處再無鈐印。

第二册『樹滋堂原本』篇，有署名『汪渭陽（川）杜撰』，此處『陽』字與『川』字重疊，呈明顯塗改痕跡，今僅做客觀著録。

另，因第二册『保産良方　又名回生丹方論　渭氏抄記』，段落開篇提及『新安柯集庵』，而柯氏主要活動時間在清康熙年間，此亦可認為本書成於清代，並有渭氏抄録之佐證。

綜上，推斷此書亦存在汪渭陽稿抄本可能。

三、基本內容與構成

第一冊：開篇為外科通玄，計十八論，其後為外科諸毒形症目録第一圖至第十圖（計九圖，唯『頭風第九』前未見圖），外科雜方附録於後。正文偶有與目録不一致，如赤面疔瘡（赤面瘡瘡）。另，本冊後附有『約摸藥每兩價目或長或落時價宜知』，載一百二十六味常用藥時價。

第二冊：開篇為『元宵花譜　硝黃定砂法』，載有梨花、犬菊、孔雀尾、撒地金錢等制法，其後為『外科脈法』『驗膿生熟深淺法』等。『醫選宦途便覽』篇，首論藥性，其後為『補氣健脾藥第一』『理氣寬中第二』『消痰止嗽藥第三』『發表散邪藥第四』『祛風除濕藥第五』『通調血脈藥第六』『補益心腎藥第七』『溫熱祛寒藥第八』『寒涼瀉火藥第九』『清利小便藥第十』。『三湯歌』篇，載有『二陳湯加減法』『四物湯加減法』『小柴胡湯加減法』。『十二經用藥』篇，汪氏明言臟腑各有補瀉溫涼引經之藥，『損傷科』載有『萬應神膏』『八厘散』等三十四方。再後為『癰疽諸症瘡各十律』篇、『逐日人神所在不宜針灸』篇、『五善七惡』篇。『外科』篇載方三十三首，『喉症』篇載方一首，『眼症』篇載方五首，『牙疳』篇載方七首,『保産良方』篇載方五首。另,『樹滋堂原本』篇載『瘡瘍初起湯歌』『癰疽難成難散湯歌』『腹内癰疽湯歌』『洗瘡口湯歌』『補托湯歌』等,書末為『用藥訣』。

第三册:開篇所論『針灸不宜』部分内容疑似缺失,其後則為『論瘡瘍出血』『筭病人吉凶法』『審癰疽不治症』三篇,後為『針灸百病之穴』『針灸』『華佗癰疽論』『論瘡瘍五善七惡主治法』『瘡瘍用藥例』『論瘡瘍生肌用藥』『癰疽脈辨』『敘論癰疽』『瘡瘍三法』『癰疽虚實辨』『癰疽當分經絡』『内消法』『托裏法』『生肌法』『惡肉法』『灸法』『針法』『淋洗法』『用藥法』『疔瘡論』『疔名狀』等。再詳述頭部、面部、耳部、齒部、頸部、肩部、臂部、手部、胸部、脅部、腹部、背部、腰部、下部、股部、膝部、腿部、足部、内部等全身各處癰疽療法。再述以『内症明辨』『雜症明辨』二篇,『婦人門』『小兒門』二門。並於書後載方一百五十六首。

本書雖未分卷,但實則内容豐富,汪氏對於瘡瘍、癰疽、疔癤等之病機變化、臨證明辨、治則治法均有涉獵,於每條下關鍵處則加按語以評注,間載自身驗案以證之,並設婦兒專篇,實為近代外科瘡瘍類的上乘之作。

四、引用文獻

《汪氏家藏奇效書》引用文獻極為豐富,計參引著作近百種,多見於各册所列方藥。汪氏雖未明言,但對於歷代名家醫著，尤其是方書、針灸類著作關於『瘡癰腫毒』的記載涉獵極廣，汪氏以客觀的態度擇歷代名家之著，集各家精髓於一書，其中載方選藥不乏截取自《備急千金要方》《聖濟總録》《普濟方》等歷代醫著者，竊以為其意在於令讀者權衡斟酌，判定是非。行文中，多處可見其自身見解，闡述其對於瘡癰腫毒一類病症的認識。

五、學術特色

（一）圖文並舉

全書載圖十九幅，第一冊共九圖，即外科諸毒形症：『頂門癰第一』『耳後癰第二』『眉風毒第三』『腦疽第四』『鬢疽第五』『上下眼丹第六』『粉瘤第七』『癩頭瘡第八』『大麻風第十』，基本體例均為先録其圖，後附文字，詳示疔瘡好發位置。第二冊共十圖，『十二經用藥』篇，汪氏明言臟腑各有補瀉溫涼引經之藥，詳述『華蓋、關元、章門、肺俞』等穴位，並附有圖例二幅。『損傷科』載有『萬應神膏』『八厘散』等三十四方，附八圖。汪渭陽以兼收並蓄、圖文並茂的形式闡述外科諸毒形症，以及臟腑各有補瀉溫涼引經之藥。

（二）針藥合篇

除上述第二冊『十二經用藥』篇外，汪氏明言臟腑各有補瀉溫涼引經之藥，詳述『華蓋、關元、章門、肺俞』等穴位，並附有圖例二幅；第三册同樣有以『灸法』『針法』命名之專篇。此外，第一册『外科諸毒形症』後附方近百首，常用藥一百二十六味，第三册載方一百五十六首，足見汪氏内外兼顧、針藥並舉之意。

（三）專輯婦兒

歷代諸家療瘡癰腫毒，多從其臨證特點、病機分析、理法方藥入手，鮮有以婦兒專篇立論者。『婦人門』專篇中，汪氏從胎前產後，論及婦人面瘡、如鬱、陰毒、胎痰諸疾；『小兒門』專篇中，汪氏詳述痘毒、瘡疥、丹毒、風毒等病，每症均先述其病症，論其成因，再附以針法、灸法、方藥，後附禁忌，如此則更加綱舉目張。

安徽中醫藥大學　鄧　勇

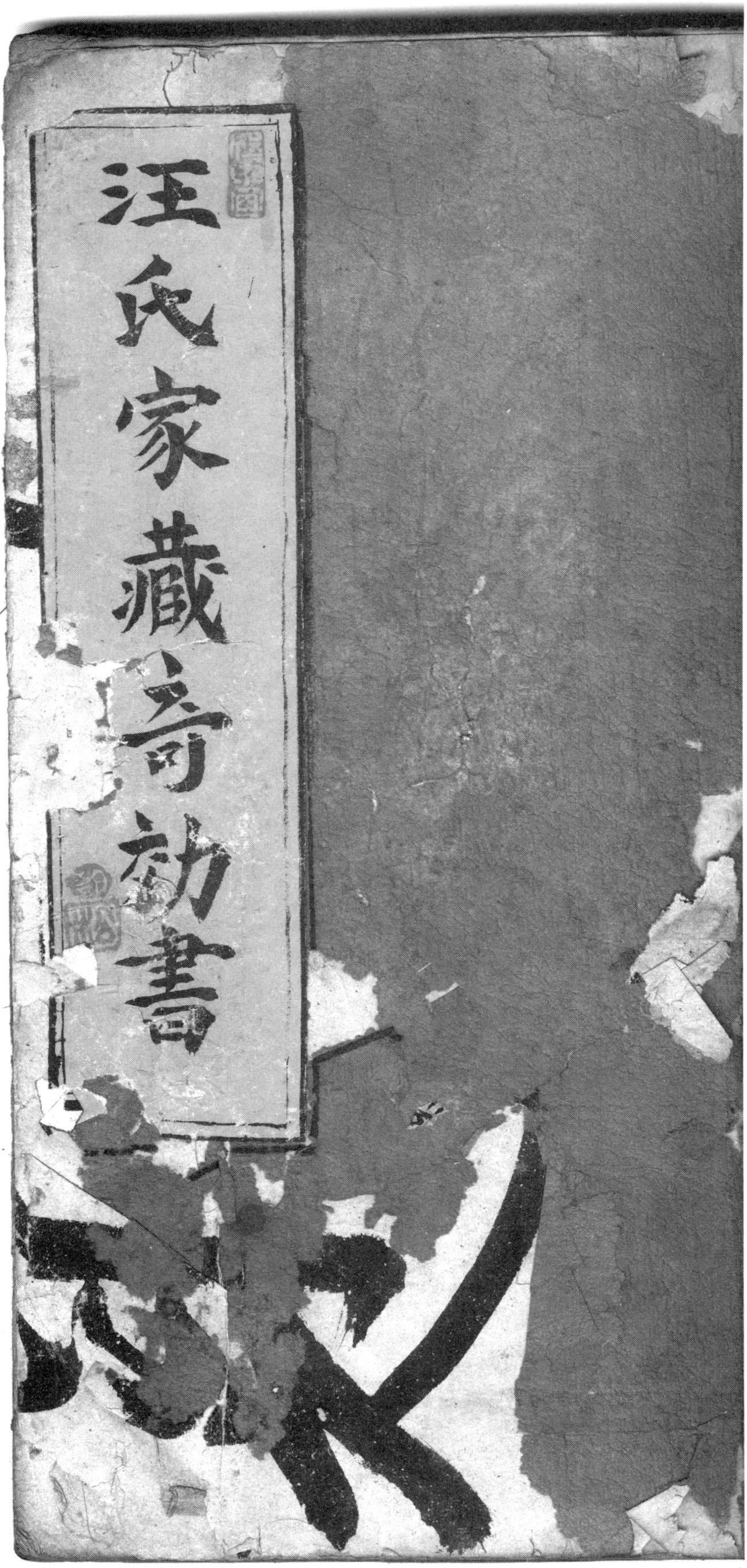
汪氏家藏奇効書

婺邑鏞溪汪渭陽寫慢書不可閑人免矚看

緊急俱收

如不珍藏必招禍殃

文滄書

外科通玄

論一

論曰夫人有四肢五臟一覺一寐呼吸吐納精氣往來流而為榮衛暢而為氣血發而為聲音陽用其形陰用其精此人常數之所同也至其失也蒸則生熱否則生寒結而為瘿瘤陷而為癰疽凝而為瘡癬積則結瘿怒則結疽又五臟不和則九竅不通六腑不和則流結為癰經絡澀氣血不流暢風毒乘之而然也癰疽瘰癧疔腫惡瘡不問虛實寒熱皆由氣鬱而成經于經絡瘀血俱澀而不行壅結為癰不言熱之所作而

者之壅也，乃因喜怒悲思有所鬱而成也，此屬内因。有熱被風冷搏之，血脉凝滞不行，熱气壅結而成。亦有陰虚阳气湊袭，寒化為熱而成，則内腐為膿者，此屬外因寒熱風湿所傷而成也。又服丹石及炙煿酒麪，温床被所致，或盡力房室，精氣虚乏而致者，不属外因，乃内所傷而成。又論云：癤者節也，癰者壅也，疽者沮也。如是陰阳不平，有所壅節，皆成癰疽。又曰：陰滞于阳則發癰，阳滞于陰則發疽，而二毒發無定處，當以脉别之。浮洪滑數則為陽，微沉緩濇則為陰。陰則熱治，陽則寒治，治法之要，雖有四節，人事所為，初覺則宣熱拔毒，已注則排膿止痛，膿盡則消肌肉寒惡肉者，外生肌也。

論二

論曰：癰疽之疾有二十餘症：烟發、瘤發、石發、岩發、蜂窠發、蓮子發、椒眼發、連珠發、竟体發，有腸癰、內發、腦發、背發、眉發、腮癰、肺癰、腎癰、奶癰、臍癰、臂癰(發)、腿發，外有手發、足發、穿當發、鬢發、爪瓣發。大率隨病深淺，分症內外，便行施治，不可遲緩，以致危殆，方為妙手。凡癰疽始作，便有發寒熱惡寒，或有痛處，脉浮而緊，是形為癰疽，非傷寒之候也。

論三

論曰、症有五善七惡者何也、答曰、飲食如常、一善也、寒熱而大小便澁、二善也、內外病相應、三善也、肌肉好惡分明、四善也、用藥如所料、五善也、發熱而喘、睛明眼角向鼻、大小腸及滑、一惡也、气綿綿而脉濡、與病相反、二惡也、目中不了、金精淤陷、三惡也、未注肉黑而陷、四惡也、已注者黑腐筋骨標黑、五惡也、發渴、六惡也、發吐、七惡也、

論四

論曰、病有至甚而生、微而致死也、病症難辨、生死何以決乎、答曰、發背透膜者死、不治也、此言肝俞以上、未注而肉陷、青唇黑、便污者

死（此言壞臓便痢瘀血）注喉者不治陰入腹者不治入囊者死髮與溪及数者不治（謂如及寸金者）在顋腹（一寸三分）毒鋭者不可治無此者生流注雖多療之必愈夫發背者皆因五臓六腑熱毒之攻而生或因餌鍾乳燒煉金石之类熱气所積或父母先食此藥真气所成亦多有之或久服熱类亦多有之若發于肺皆腧壅在心肺膌穴生者其症大惡痛傷于三經生以壅節赤腫疼痛四面犹如粟米破之成疮外生便毒痛难忍或作渴醫人不識呼為神鬼之祟者只用毒类攻之其毒相激轉甚注漸發背見其筋骨及透臓腑者死此乃發背疼之症也

論五

夫腦疮对口疮三種癧疽者盖因臓腑気壅風気上攻結伏在風府穴名腑臓之間而成癧疽症生于腦後或腦傍或頂中対口初生形如腫癰紫黒色者形如發背之狀頭如粟米晝痛稍慢夜痛尤太甚難忍人不識以致作变独如狼虎強盗入室其勢必致傷人防之有理迎刃而解之可也若不慎而治之必致反輕為重此乃悪毒之症也

論六

夫風疔疮者肝受虚冷外乘風邪容于筋內成疮初生形狀

如擂核漸長核挑大或因針破成瘡用毒藥而蝕破者因而內翻漸大針而有膿无血或即割路不通三五日間仍依前生者毒之甚也或瘡口紫黑者乃死症也不可治之

論七

夫成鬚髮鬍瘡者手陽明脾胃與心肺俱熱而生風熱和氣客注于經絡攻成疾初生形如風粟漸長亦內腫痛根赤頭白漸加疼痛微有黃水而皮漸腫形如錢背者其惡毒症也

論八

夫附骨疽者內腎經寒濕外感風邪攻于骨間而積成瘡也初

生腰肢或膀胱骨疼沉腫漸而疼腫不赤不熱結膿伏于内底或刺破出膿經年不効如不刺(針)膿無頭出口成結聚久而成串毒者治法覺悉未發結聚者已結不能内消候膿而無注可用針烙之其毒可出如激刺不轍透也疼内骨痛波發紅腫疼痛難忍此乃貼骨之症也

論九

夫風血膿菓四種瘰癧疮者風癧因上感風寒因倦寒熱相挽結于咽喉之下初生如束李漸如鷄卵因而成疮久不効者此其症也血栗因心經气熱血虚外攻經絡風邪相搏成此症也

膿栗因經絡內寒膝中虛熱相攻成此疾也虛實栗因經絡內寒外熱攻于肌肉外感邪气相乘凝結初生狀如荳粒火而滋長天阴注痛瘰栗結成珠此乃痰之症也

論十

夫火丹亦名腰带瘡者心經風熱毒气外乘于肌膚因而赤熱疼痛黄水流之成之疮并膿心中煩燥医人不識若有紅采周遍流毒气傷心乃死症也

論十一

夫東外臁疮者腎經寒气攻於下部因撞磕破損或生疮內有

寒气所攻外傷于冷，因而不効，遂成此疾，經年累月，漸長而有行步艰难，此瘡乃毒症也。

論十二

夫子刺瘡者，又名惡指，因抓破中湯毒風和攻于甲角之間，以致成疼疼痛入骨連心，漸而膿水而注爛損人一指，甚者痛極不可忍，此惡毒風毒水毒惡症也。

論十三

夫痲風疥瘡者，内傷于五臟六腑，外傷于肌膚四肢，結聚毒气血壅气滯，傷于内外脾經，亦犯天行疫毒之气也，或惡熱之毒相併所發云者初生如白芥子粒似痛非痛淋以微腫抓之黄水流云皆向心行其瘡到寒毒气流行按之麻木腫破無膿惡寒惡熱經年必効臟腑皆絶者乃死症也

論十四

夫乳癧等疾气血凝滞或小兒吹乳令爲風濕孔竅不通伏結腫痛久而成膿有腫乳上因气不散流注成癖因爲風虚凝結而緩堅硬疼痛不可忍惡寒發熱此是惡毒之症也

論十五

夫咽喉鎖喉乳蛾木舌齒縫牙根等疾者手陽明經氣虚風

熱故成毒气傷于經絡，因而風熱相乘，熱惡結聚，次入牙根，流于咽喉，結于小舌，或為乳蛾，聚為血泡，寒閉喉中，發作疼痛不可忍，或腮發腫，不能飲食，痰气壅上，失音不語，牙關緊閉，此乃死急症也。

論十六

夫瘤者有七種：膿、血、筋、肉、粉、气、風，受在肺、心、肝、脾、胃經，寒濕勞傷，憂怒飲食不節，气血能滯，聚于經絡，小者為癭，大者為瘤。有或膿、或血、或筋、或肉、或粉、或气、或風七種瘤症。血瘤、肉瘤、筋癭三種之疾不可治，血能滯着，气壅聚，血亦不止，傷于經絡故也。

筋者傷于肝風入于筋聚而長大故也肉者傷于脾肝攻肉气結大壅如膏故也是皆惡症其餘膿粉氣風四種皆可治之

論十七

夫小兒走馬牙疳等疾受在胞中母因憂驚怒气服熱湿毒傷于小兒受憂驚則在裡受怒气服湿熱則在外致生疮毒之疾或因多食甘甜炙煿之物熱毒結聚遂成疳疮多在耳鼻口唇牙齒五處所謂五種疳毒之症也

論十八

夫婦人諸風毒疾受在气海脾胃經絡血冷湿滯不能温潤肌

膚或風寒與濕傷于脾胃氣脉不通寒熱淋瀝月水不調毒氣壅或流滯肌膚發爲壅毒或生風瘡聚成麻疥上壅頭風下流毒血此乃婦人之症也

看疔瘡論

凡看疔瘡論色緩急第一日瘡頭皮色小白二日色大白三日色微紫四日色真紫五日色微青小紫六日色深青大紫七日色黑其狀如魚臍又如灸瘡之狀乃最緊之症也瘡疾吉有應如初一疔瘡之外別處上又生一瘡即是有應可用針挑破護傷其瘡四圍赤腫多生瘡者謂之滿天星飲食如常頭痛身熱

手足温者可治，疼症凶，治應別處肉上無傷，不護傷，疔四圍無赤腫肉，疔盛濁，唯飲水，水不進，護床不動，即卧不起，眼白睛凝不轉，唇舌青腫痛甚，五心腫，有肉疼，手足冷，气粗無脉，此乃十死一生之症也。

死死死

外科諸毒形症目録

第一圖

頂門瘡、赤面疔瘡、耳風毒、耳爛、肩疽毒、肩發疽

螻蛄串、上中下三種、肚筋瘡、乳根瘡、臂气遊毒

手發背疽、脚心瘡、鞋帶瘡

第二圖　耳後癰、上發背　中發背、下發背、腰疽毒、

騎馬癰、痄腮毒

第三圖　眉鳳毒、耳門癰、耳根毒、肱癰疽、火腰帶疮、

臍癰毒　中發疽　肘後毒　臂腕毒、丫刺毒、

腿癰、外臁瘡　脚發背、發臂毒、左逐癰、

念珠毒、裡臁瘡、

第四圖　腦疽、对口疽、搭手、上中下、天蛇毒、

委中毒、腎癰、

第五圖　鬓疽、面鳳毒、瘰癧疮、頸癰疽、結喉癰、

第六圖

上下脇癰、臂疽、橫痃、湿痰毒、臂疽毒、

腿遊毒、風刺毒、貼骨癰、

上下眼丹、白面疔、鬚髯毒、發鬢毒、乳癖、

乳癰、心肚癰、肚便癰、便毒併鯉魚便、脥胝毒、

臂面毒、手腕毒、手心毒、左右手毒、鶴膝風、

膝眼毒、脚拐毒、

第七圖

粉瘤、咽喉毒、乳蛾毒、

第八圖

癩頭瘡、小兒五種癬、赤風毒、白風毒、

第九圖

頭風、雀点、血風毒瘡、乳癰、

第十圖　大痳風、眼紅眉脫、腿脚爛、脚指爛

外科雜方附録于後

散腫排膿散、消散斂腫毒圓藥、黄龍散、生肌散、圓藥方、敗毒散

千金內托散、秘方消磨散、胡麻苦參丸、千金托裡散

參活散、榮金膏、發背腫毒方、臁瘡膏、濕瘡膏

金玉膏、杖瘡膏、定痛杖膏、鬼杖丹、杖患排膿散

瘡癬圓藥、替針丸、神効托裡散、下疳方、人面瘡方、癬藥方

瘡藥方、眼藥方、耳藥方、鉄箍散、臁瘡方、癧貼眉方

牙疳、疝氣、痢疾、口疳、風狗咬、諸傷、諸瘇、萬應膏

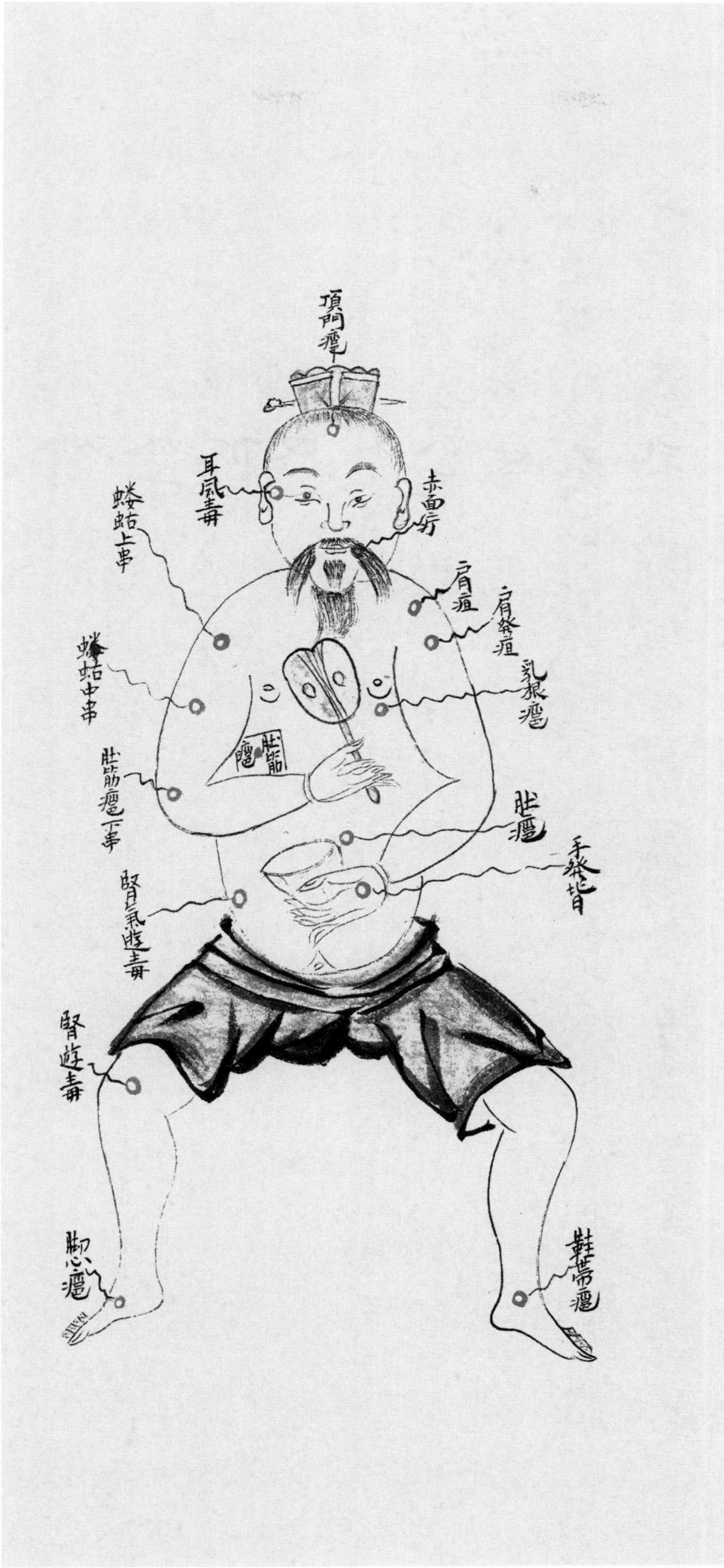
頂門癰
耳風毒
赤面疔
肩疽
肩發疽
乳根癰
肚筋癰
肚癰
手發背
腎遊毒
脚心癰
鞋帶癰

○頂門癰第一

此症受在六府与陰陽不調气熱壅上聚聚而成毒傷于腦經此是毒之症不可輕忽先用流气飲後用内托流气飲治之

○赤面〻瘡〻瘡

此瘡受在脾經傷于經骨血凝滞毒气傷肝風熱壅盛此是悪毒之症先用狗宝丸追毒流气飲後用内托飲治之

○耳風毒

此毒受在心腎气不流行壅在心經致傷于耳五種耳痔耳蕈耳壅耳湿耳爛先用清肝流气飲後用定痛降气湯湯治之如遇耳痔耳蕈先用針破後用紅膏貼之

○肩疽

此症受在督膀胱气血凝滞不行結成疽毒也先用流气飲内托飲四圍清凉膏貼敷中用追毒膏

○肩発疽

此症受在督肝氣血不行結成疽毒也先用流气飲同前莱治之

○螻蛄串　神

此症分上下三種因受湿毒傷于皮膚气血傷督怒气此乃串毒也先用加味流气飲三香内托飲後用乳香定痛飲治之

○肚筋癧

此症受在大小腸二經，气癰發出在表，此乃結壅聚毒，當用内托加味流气飲主之。肚癰治法亦同。

○乳根癰

此症受在脾經，气血壅滯不行，气結毒聚而成也。先用敗毒流气飲，後用定痛乳香散治之可也。

○腎氣遊毒

此症受在腎膀胱經，冷气傷腎，實復回流至膀胱，此乃風毒也。當用紫蘇流气飲，換柳丸治之。

○手發背疽

一症受在心肝經陰毒發出流于手背致為發毒症也當用定痛流气飲併内托散治之

○腳心癰

一症受在心經癧在腳心是為濕毒當用定痛流气飲檳榔丸

○鞋帶癰

一症受在濕手傷毒血瘀气聚之而成當用定痛飲檳榔飲治之

一治頂門癰敗毒流气飲

人參　芍藥　独活　白芷　羌活　姜$_{三片}$　棗$_{一枚}$　水煎食後通

紫蘇　桔梗　枳殼　防風　柴胡　川芎

一服如不消再用内托流气飲

人參　木香　黄芪　厚朴　甘草　紫蘇

桔梗　枳殼　官桂　檳榔　烏藥　當歸　芍藥　白芷　川芎　防風

煎法同前。或發熱，加柴胡，除官桂；疼痛，加延胡索、五灵脂；
瀉痢，加附子；胃气不開，加伏苓、陳皮、半夏；如嘔吐，加生姜自然汁。

△二　治赤面疔　狗宝九、　蟾酥木、　射香木、　腦子木、　狗宝一个

共為末，好酒丸如罗卜子大，每服三丸，葱白三寸嚼碎，热酒送下，先用被盖，待
行五里許，汗出為度，後用追毒流气飲。疮頭上以白玉膏貼之，然後用膏
藥貼四圍赤腫惟五黄膏敷貼，如干頭換追毒流气飲治之為妙。

追毒流气飲　紫蘇　桔梗　枳壳　甘艸　防風　柴胡　川芎　羌活
白芷　白芍　連翹　烏药　当帰　犀角　水煎，分毒上下，食前後服。
如不可，再服内托流气飲　人参　茯苓　黄芪　厚朴　官桂　桔梗

枳壳　川芎　木香　白芷　当归　芍药　紫苏各等分姜枣煎、

△耳風毒清肝流气飲　枳壳　桔梗　黄芩　前胡　羌活

赤芍　防風　川芎　荆芥　白芷　石膏　甘草　水煎温服、

定痛气飲、　紫苏　皂刺　陳皮　甘草　半夏　前胡　川芎

防風　白芷　当归　白芍　連翹　蓬术各等分　姜枣煎若耳根

赤爛用清涼膏敷貼

△肩疽散毒流气飲、柴胡　前胡　川芎　人参　桔梗　羌活

独活　枳壳　茯苓　甘草　防風　赤芍　水煎服、

内托定通飲　黄芪　生地　白芷　川芎　赤芍　防風　甘草

赤茯 赤芍 慈 人参 枳壳 桔梗 木香

一肩発疽、与肩疽治同 加姜三片 枣水煎不拘服

一蝼蛄串、疮疽但宜服药 不可用膏药圜药待其自穿

加味流气饮、 紫苏 桔梗 枳壳 乌药 甘草 芍药 白芷

川芎 防风 厚朴 木香 香附 官桂 川楝子 姜二片 枣一枚 水煎 不拘

三香内托饮、 又名乳香定痛饮、

人参 黄芪 当归 川芎 芍药 甘草 乳香 木香 丁香

乌药 防风 官桂 厚朴 桔梗 姜三片 枣三枚 水煎

一肚筋癧、加味内托流气饮 人参 木香 黄芪 厚朴 甘草

槀藁 桔梗 枳壳 官桂 梹榔 烏藥 當归 芎藭 白芷
川芎 防風 姜三片 水二鍾 煎不拘時服
△一肚癰、與肚筋癰同法治之
△一乳根癰敗毒流气飲、槀藁 桔梗 枳壳 甘草 防風
柴胡 前胡 川芎 羌活 白芷 連翹 當帰 芎藭等分 水煎
定痛乳香散 人參 黄芪 當归 川芎 茯苓 乳香 甘草
烏藥 香 芎藭 白芷 姜 水煎服
△一腎气毒槀藁流气飲、槀藁 桔梗 枳壳 厚朴 甘草 姜三片 枣二枚 水煎
芎藭 白芷 陳皮 梹榔 香附 大腹皮 通口服

擯榔丸、枳实二两、大黄四两　木瓜一两半　木香一两　防風一两　白擯榔二两

六味共末煉蜜丸桐子大每服四十丸　加減量虚实或空心或溫淡姜湯下

△一發手背定痛流气飲、防風　枳殼　白芷　茯苓　乳香　人參

黄芪　当归　川芎　烏藥　芍藥　甘草　姜　棗　水煎服

內托散去乳香茯苓枳殼加木香厚朴官桂　大便实擯榔丸主之

△一脚心癰、前方去防風加香附紫蘇桔梗　姜　棗　水煎、大便实擯榔丸主之

△一脚帶癰定痛流气飲　与手背方同

擯榔飲、紫蘇　枳殼　厚朴　甘草　腹皮　陳皮　擯榔　香附

防風　芍藥　一棗　水煎、食前服

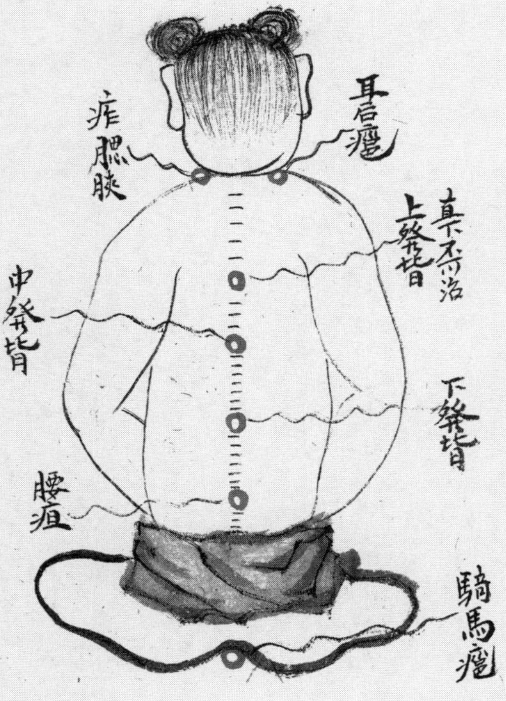
耳后瘡
痄腮
真不可治
上發背
中發背
下發背
腰疽
騎馬瘡

耳后癰第二

上發背在滿身經主傷于肝肺心經鬱結怒气傷肝壅毒背第五節下难治乃惡疽也先用敗毒流气飲次用護心托裹飲後用内托流气飲治之

中發背受在神霧經乃心毒急血湧云不能归肝气血壅背中指于肝經此乃惡疽也當用煎藥治之

下發背受在脾肝經絡流滞于五臟傷于三經此乃三毒之疽也先用敗毒流气飲後用内托流气飲治之

腰疽

此疽受在包陰气血穴傷寒湿气所行流注經絡當用下發背方治之

騎馬癰

此症受在背經虛氣熱毒傷于脉絡聚成毒落為漏症此症乃惡毒也先用敗毒流气飲後用内托追毒飲治之

痄腮脥

此毒在牙根耳庭通於肝腎气血不流壅滯腮脥此乃风毒之症先用清肝流气飲後用托裡流气飲治之

一上發背敗毒流气飲　与中發背同

人参　桔梗　枳壳　甘草　防風　柴胡　前胡　川芎　羌活　白芷

烏药　紫蘇　姜三片　棗一枚　水煎不拘服

護心托裹飲、人参　黄芪　当归　川芎　甘草　乳香　木香　烏药
官桂　防風　枳壳　桔梗　厚朴　白芍　同上药煎
内托流气飲、人参　当归　川芎　黄芪　甘草　厚朴　桔梗　官桂
白芷　烏药　防風　枳壳　茯苓　紫蘇　陳皮　烏药　木香　同前法煎
△二　下発背散毒流气飲、与腰疽同
紫蘇　桔梗　只壳　甘草　防風　当归　柴胡　羌活　白芷　烏药
独活　姜三片、枣一枚、水煎服、
内托流气飲、人参　黄芪　当归　川芎　烏药　甘草　防風　厚朴
烏药　官桂　木香　前法煎

一騎馬癰敗毒流气飲、人　桔梗　枳壳　甘草　防風　柴胡　川芎

羌活　白芷　烏藥　紫蘇（同前法煎）

内托追毒飲、川芎　人参　黄芪　厚朴　甘草　桔梗　枳壳　烏藥

当归　烏藥　白芷　防風（同前法煎）

一痄腮清肝流气飲、

桔梗　枳壳　茯苓　柴胡　羌活　甘草　石羔　防風　川芎　荆芥　白芷

赤芍　水煎服。如不愈再服下発背内托流气飲、

内托流气飲、

川芎　芍藥　甘草　防風　厚朴　烏藥　官桂　姜（三片）　枣（一枚）、水煎服

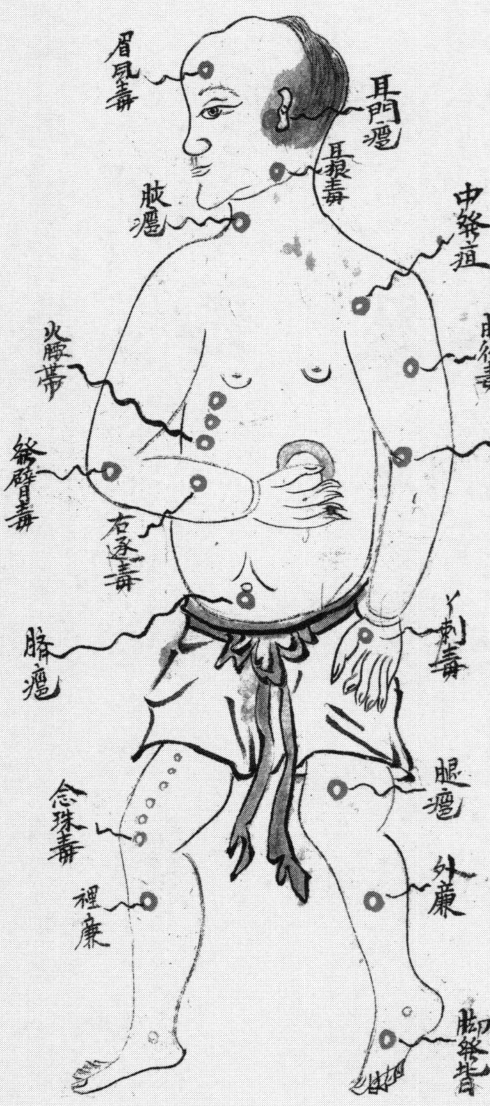
眉風毒
耳門癧
耳根毒
肱癧
中發疽
肘後毒
臂腕毒
火腰帶
發臂毒
丫刺毒
臍癧
腿癧
念珠毒
外廉
裡廉
脚發背

眉風毒第三

此症受在脾經气血壅上結聚成毒也當用敗毒流气飲加托清气飲治之

耳門癰

此症受在肝腎經風毒流注血不流行此乃惡毒症也同眉風毒治之

胲癰疽

此症受在心腎經怒气傷心流滯肝經凡热壅盛聚此毒也同眉風治之胲上下為風胲下要成漏疮也

火腰帶

此症受在心肝二經热毒傷心流注于肝膀胱不行壅在脾膚此是風毒當用青肝流气飲敗毒和气飲治之不可數杀

臍癰

此症受在心流于小腸經發在臍中此是惡症也用內托流氣飲定痛三香飲治之

中發疽缺盆缺者皆同上治法用消毒流氣飲

肘後毒

此症气血流注結成爲毒此乃雍毒也同臍癰治之

臂腕毒

此症受在心腎經通于五指經絡毒气流走成爲串漏是惡症也用內托流氣飲定痛消毒飲治之

丫丫剌毒

此症受在肝腎血心經凝聚成毒　繼丫丫口敉毒一症也同臂腕治之

腿癰

此症受在肝腎血聚不行壅在皮膚作發惡毒也用敗毒流氣飲加托清氣飲治之

外臁瘡

此瘡因受濕氣毒血不能流聚在皮膚壅滯惡症用紫蘇流氣飲三香和氣散治之

腳發背

此乃濕毒受在腎經流滯為瘡傷于手毒成此血聚是惡症也先用紫蘇流氣飲後用三香和氣飲治之

發臂毒

右逐毒

念珠毒缺

裏臁瘡

此瘡停寒受濕氣血流聚乃是惡症同外臁瘡治之

△一眉風毒敗毒流气飲　桔梗　紫蘇　枳殼　甘草　防風　柴胡　前胡
川芎　羌活　独活　連喬　赤芍　姜　水煎不拘
内托清气飲、人參　黄芪　厚朴　甘草　桔梗　枳殼　烏藥　当归
芍藥　白芷　川芎　防風　姜　棗　水煎
△一耳門癧、耳根　腋癧　俱与眉風同法治
△一火腰帶清肝流气飲、桔梗　枳殼　甘草　防風　前胡　羌活
蓬术　独活　芍藥　川芎　連喬　薄荷　荆芥　石羔　水煎
敗毒和气飲、紫蘇　桔梗　枳殼　防風　柴胡　甘草　川芎　白芷
芍藥　当归　羌活　茯苓　陳皮　烏藥　姜　水煎服

一瘡内托流气飲 人参 木香 当归 川芎 芍药 防风 甘草
紫蘇 黄芪 官桂 枳壳 桔梗 烏药 厚朴 白芷 檳榔
姜 水煎不拘服

定痛三香飲 乳香 香附 胡索 人参 木香 当归 川芎 烏药
防风 甘草 黄芪 官桂 枳壳 桔梗 厚朴 芍药 白芷
姜 水煎服

一中發疽消毒流气飲 人参 枳殼 桔梗 甘草 防风 柴胡
前胡 川芎 羌活 芍药 当归 白芷 紫蘇 姜 水煎服

一臂腕毒内托流气飲 人参 黄芪 当归 川芎 芍药 甘草

防風　白芷　厚朴　茯苓　紫蘇　烏藥　姜棗水煎

定痛清毒飲　紫蘇　烏藥　甘草　桔梗　枳殼　烏藥　白芷

防風　羌活　独活　川芎　茯苓　同前煎

一腿癧敗毒流氣飲　紫蘇　枳殼　桔梗　甘草　烏藥　当歸

檳榔　川芎　羌活　白芷　大腹皮　独活　姜三片　棗一枚　水煎

八分食前服。此毒不散，必用内托清氣飲治之

内托清氣飲　官桂　陳皮　香附　厚朴　茯苓　紫蘇　枳殼

甘草　桔梗　烏藥　当歸　檳榔　羌活　川芎　独活　白芷

大腹皮　姜三片　棗一枚　煎八分，食前服。

一外臁瘡

一裡臁瘡

一脚發背俱用紫蘇流气飲

紫蘇流气飲

紫蘇　桔梗　香附　甘艹　防風　川芎　烏药　檳榔　陳皮

白芷　木瓜　川楝子　大腹皮

水二鍾姜三片棗一枚煎八分食前服

如疼痛恶寒赤腫用三香和气飲治之

三香和气飲 比前方加尖○五味

木香　乳香　香附　枳壳　茯苓　当归　紫蘇　桔梗

甘草　防風　川芎　芍藥　檳榔　陳皮　白芷　木瓜

楝子　腹皮　前法同煎

俱可敷

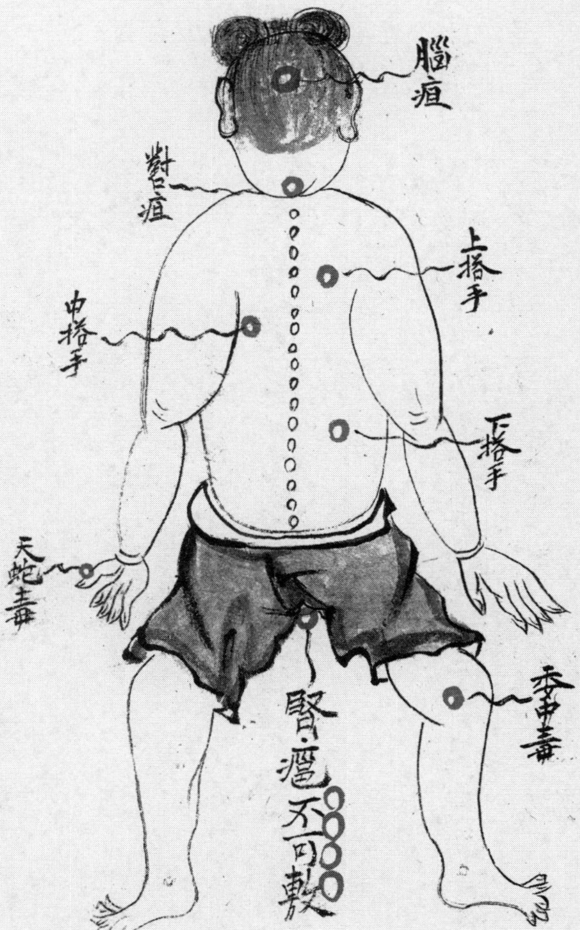

腦疽敷藥方

乳香　没藥　飛麪　髮灰　潮粉　百草霜

各用分數以清油燭調勻敷之

腦疽第四

此症受在腎臟虛熱壅上腦後結伏成毒，此是惡症也，用三香內托飲定痛消毒飲治之

對口疽

此症受在五臟六腑熱毒憂慮成壅傷于肺經結成疽，此疽中搭上中下搭手

此症通于腦經風熱相乘結聚成毒惡症，同腦疽治之。此疽对口疽

此是惡症也，同三香內托流氣飲、清毒內托飲治之。上中下搭手

天蛇毒

岀症受在心気毒傷指通于手背，岀惡症，用定痛流气飲併内托清气飲治之。

委中毒

岀症受在腎経寒气阻滞而成，用加减栄（榮）衛流气飲治之。

腎癰

岀症受在心伏結聚小腸流毒在腎結成毒也，用敗毒流气飲、清心流气飲治之。

腦疽　對口疽　上中下搭手同治。

三香内托飲

人參　木香　黄芪　厚朴　栄衛　甘草　枳殼　桔梗
官桂　烏藥　当归　芍藥　白芷　川芎　防風　乳香　姜三片
棗一枚　水煎，食前服。

定痛清毒飲、人参　当归　川芎　芍药　白芷　枳壳　桔梗　茯苓　半夏
柴胡　甘草　羌活　厚朴　防风　川楝子　姜三片、枣一枚、水煎服
△二天蛇毒定痛流气飲、人参　当归　川芎　茯苓　甘草　乌药　芍药
白芷　桔梗　防风　紫苏　照前法煎
内托清气飲、羌活　前胡　官桂　炙芪　枳壳　茯苓　人参　当归　川芎
甘草　乌药　芍药　白芷　桔梗　防风　紫苏　同前法煎
△二委中毒败毒流气飲、紫苏　厚朴　甘草　香附　乌药
桔梗　槟榔　枳壳　白芷　芍药　木香　大黄　防风
腹皮　姜三片、枣一枚　水煎服、

加減紫蘇流气飲、

前方減白芷烏藥木香大黃　加川芎当归木瓜姜枣

水煎服、

一腎癧敗毒流气飲、紫蘇　桔梗　枳殼　甘艸　防風

川芎　当归　羌活　独活　白芷　澤瀉　香附　檳榔

白芍　胡索　小茴香　同前法煎

清心流气飲、

茯苓　白朮　猪苓　澤瀉　青皮　麦門冬　防風

柴胡　羌活　香附　川芎　赤芍　紫蘇　甘艸　姜三片

水煎服小便不利去姜

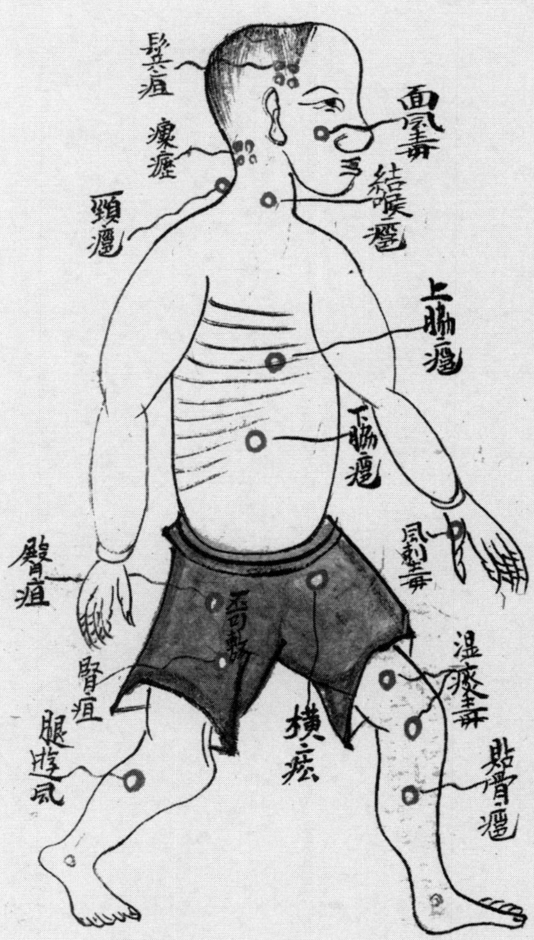
鬢疽
瘰癧
頸癧
面風毒
結喉癧
上脇癧
下脇癧
風刺毒
臀疽
腎疽
腿游風
橫痃
湿痰毒
貼骨癧

鬢〻疽第五

此症受在脾胃心肺熱氣結成毒也用敗毒流氣飲清肺飲治之

面風毒

此症受在氣血壅上聚成其毒此是風毒同鬢疽治之

瘰癧瘡

此症有四種氣血壅上寒〻熱相聚而成用清肝流氣飲消毒和氣散治之

頸癰疽

此症皆因五臟受毒氣壅風結血伏在腑之間是惡症也用敗毒流氣飲內托流氣飲治之

結喉癰

此症受在咽喉之間外因風毒結聚此惡症也用敗毒流氣飲清肝流氣飲治之

上下脇癰

此症受在肝經寒熱不調風濕伏于腸胃結成癰毒發出皮膚乃惡症也用敗毒流氣飲內托流氣飲治之

臀疽

此症受在腎經虛寒濕毒結聚成惡症也同上下脇癰治之

横痃

此症濕痰毒缺与臀疽同治之

貼骨癰

此症受在肝腎之間或熱濕伏毒在於筋併臁乃成骨疽之症用敗毒紫蘇飲內托流氣飲治之

腿疰毒

疰受在小腸經傷于寒和赤毒遊腿曲之毒也用柴葒流气飲敗毒流气飲治之

風刺毒

疰受在心寒熱激聚傷于手指毒血凝聚是風毒也用定痛流气飲托裏流气飲治之

△一聚毒疽敗毒流气飲 柴葒 桔梗 枳壳 甘艸 白芷 川芎 当归 柴胡 白芍藥 水煎服

清气飲 茯苓 桔梗 枳壳 甘艸 防风 柴胡 羌活 独活 白芍 川芎 当归 姜三片 棗二枚 水煎服

△一四種瘰癧清肝流气飲 柴葒 桔梗 枳壳 甘艸 防风

厚朴 前胡 川芎 当归 蔔子 苏叶 羌活 蘇子 同前法煎

消毒和气饮、紫蘇 桔梗 枳壳 甘艹 烏藥 香附 茯苓

半夏 厚朴 皮青 防风 羌活 柴胡 赤芍 姜三 枣一 水煎

△一頸癧疽敗毒流气饮、紫蘇 桔梗 枳壳 甘艹 防风 柴胡

独活 川芎 羌活 白芷 芍藥 当归 連翹 同前法煎

内托流气饮 人参 黄芪 厚朴 甘艹 紫蘇 桔梗 枳壳

官桂 檳榔 烏藥 当归 防风 白芷 芍藥 川芎 柴胡 姜三 枣一 水煎

△一結喉癧敗毒流气饮 紫蘇 桔梗 枳壳 甘艹 防风 柴胡

前胡 羌活 独活 烏藥 川芎 茯苓 烏藥 大腹皮

水煎服

清肝流气飲　紫蘇　桔梗　枳壳　甘艸　防风　前胡　陳皮
羌活　茯苓　厚朴　当归　白芷　皮青　姜三　水二煎

△上下脇癰、敗毒流气飲　紫蘇　桔梗　枳壳　甘艸　烏藥
烏藥　厚朴　青皮　茯苓　陳皮　胡索　柴胡　同前法煎

内托流气飲、人參　木香　黄芪　厚朴　甘艸　紫蘇　枳壳
官桂　烏藥　当归　烏藥　防风　白芷　川芎　茯苓　陳皮
半夏　桔梗　姜三　棗二　煎

△脇骨癰敗毒紫蘇飲　紫蘇　厚朴　枳壳　桔梗　陳皮

香附 烏药 芍药 白芷 梹榔 腹皮 木香 大黄
防风 甘草 姜三 水二煎
内托流气飲 同胁癰方 去茯苓 陳皮 半夏 加兵郎
若發熱 加茯苓 柴胡 羌活 如疼痛 加乳香 玄胡索
如大便利 加乾姜 同前法煎
一腿遊毒紫蘇流气飲 紫蘇 厚朴 甘草 香附 梹榔
木瓜 枳壳 川芎 烏药 防风 大腹皮 姜三片 棗一枚
水煎食前服
敗毒流气飲 紫蘇 枳壳 桔梗 甘草 陳皮 羌活

獨活　大黄　烏藥　香附　大腹皮　水煎食前服

△一凤刺毒定痛流气飲　紫菀　桔梗　烏藥　白芷

甘草　川芎　烏藥　防风　香附　乳香　檳榔　姜三片

水二煎服

托裡流气飲　人参　黄芪　当归　川芎　芍藥　烏藥

甘草　防风　官桂　白芷　厚朴　木香　姜一片

枣二枚　水二煎服

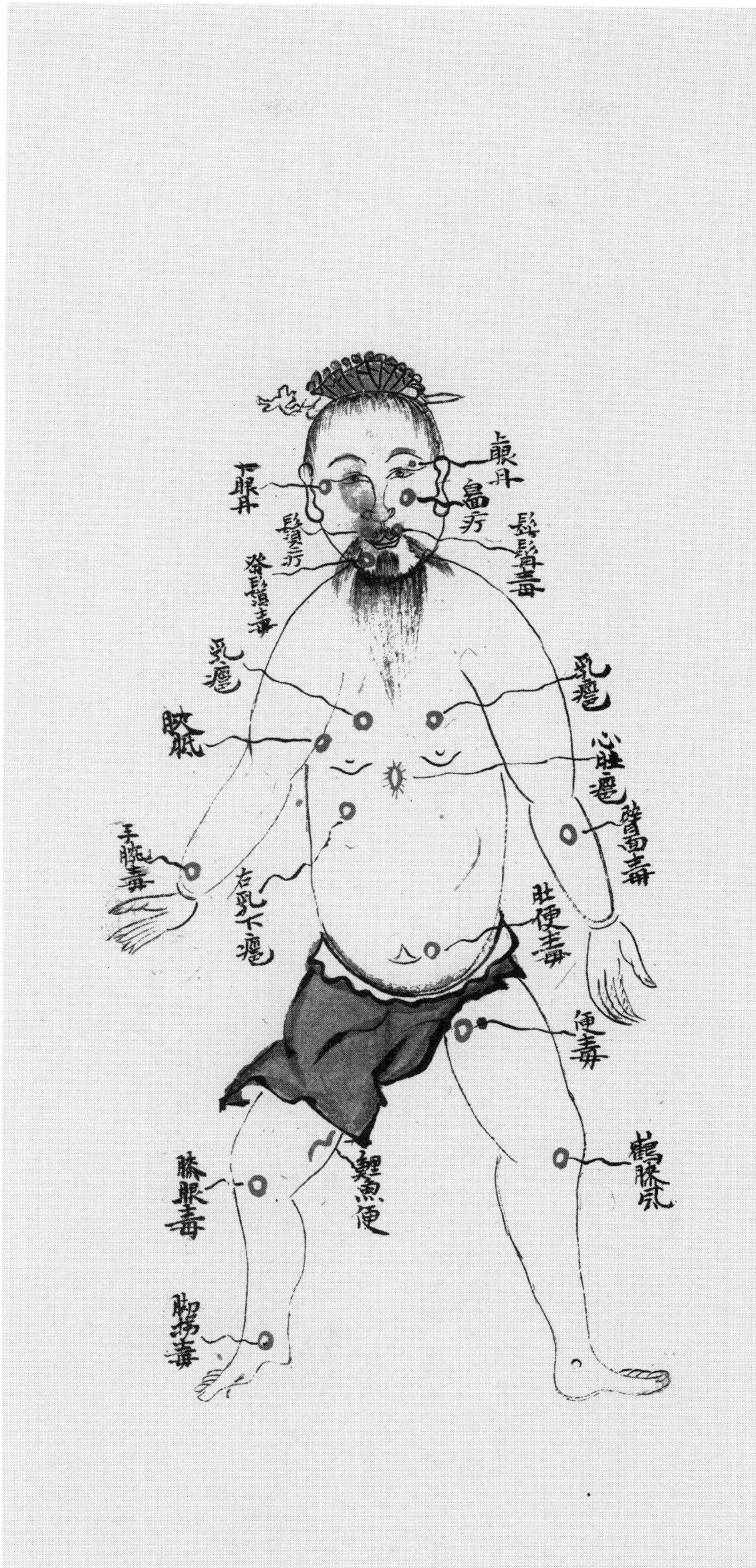
眼丹
下眼丹
鼻疔
乳癰
乳癰
臂面毒
手腕毒
右乳下癰
肚便毒
便毒
鶴膝風
膝眼毒
脚拐毒

上下眼丹第二

此症受在心肝热毒上攻血壅而聚是毒症也用清心流气飲敗毒黄連丸治之

白面疔

名曰疔受在寒气太盛风成為疔毒症也用狗宝丸方托流气飲追毒托裡散治之

鬓髯毒

此症受在脾胃心肺俱热风郁气結此是恶症用清心流气飲内托流气飲治之

发鬓毒

此症受在手陽明气血虚风热上攻气毒成為疮也同鬓髯毒治之

乳癖

此症受在肺肝怒气又受毒气在乳此是癖毒也用清心流气飲内托流气飲治之

乳癖癧

此症受在肝气血壅孔窍不通結成癧毒也用内托流气飲如不散用定痛和气散治之

心肚癧

此症受在心心血行气風热傷于經絡皆是忌之症也用定痛散毒飲不散再用内托流气飲治之

肚便癧

此症受在腸胃飲食不調寒热伏成結毒同乳癧治之

便毒併　鯉魚便

此症受在膀胱經寒热湿毒傷于腎之間結成癧毒用消毒流气飲如不散再用内托定痛飲治之

脥胝

此症受在气脉不周流結成此毒同乳癰治之

臂面毒

此症受在肺肝气不足血凝滯不通結聚成毒此惡症也用敗毒流气飲定痛为托飲治之

手腕毒

此症受在掌後心經風寒喜怒驚气而感血不流通結成此毒用定痛敗毒飲为托滑气飲治之或透于腕外再用三香托裏飲治之

手心毒

此症右手毒陽大太陰陽明發生流于五行子母戰相生養或因喜怒憂思寒濕

气血凝滯不通結聚成毒也俱用定痛消气飲内托消气飲治之不愈再用内托流气飲治之

鶴膝風

此症受在肝腎之間擯毒受气濕气傷于筋骨串入經絡皆惡瘡也用紫蘇流气飲倍内托流气飲治之

膝眼毒

此症受在膀胱不流血气凝滯此是瘡也用紫蘇流气飲如成毒内托定痛飲治之

脚拐毒

此症受在腎通于阳明經筋聚之所疼痛傷心成毒同鶴膝風治之

上下眼丹清心流气飲 茯苓 防風 甘草 柴胡 羌活 川芎 独活 陳皮

紫蘇 荆芥 赤芍 連翹 石羔 蔓荆子 水煎

敗毒黄連丸、甘艹　黄連　羗活　細辛各一兩五　連翹二兩、防風一兩半、菊花三兩

細末蜜丸桐子大每服五十丸食後茶下白湯亦可

一白面疔、狗寶丸、蟾酥三分　腦子二分　狗寶一分　射香少許

右為末好酒糊丸如罗蔔子大每服三丸葱二寸和萊口内嚼細热酒

送下先用被盖約行路五里汗出為度後用追毒流气飲疮頭上点破後用

白膏菜敷貼四圍赤腫将五黄膏敷貼上点如乾頻换

内托流气飲、人参　茯苓　黄芪　厚朴　官桂　枳殼　桔梗　川芎　木香

白芷　当归　烏藥　紫蘇　姜三　枣一　水煎

追毒托裏飲　紫蘇　桔梗　枳殼　甘艹　白芍　羗活　独活　烏藥

当归 防风 人参 川芎 木香 连翘 姜三枣一水煎

△一髭鬚二毒併發，髭須毒俱清心飲（癰）、茯苓 防风 甘草 柴胡 羌活

独活 川芎 荆芥 连翘 人参 白芷 前胡 赤芍 照前法煎、

内托流气饮、人参 黄芪 甘草 厚朴 荆芥 桔梗 枳壳 乌药

当归 防风 川芎 白芷 乌药 细辛 姜三枣一水煎、

△一乳癖清心流气饮、荆芥 枳壳 桔梗 香附 甘草 防风 川芎 羌活

柴胡 白芷 乌药 陈皮 青皮 当归 乌药 同前法煎

内托流气饮 去细辛 加槟榔 余药同前、煎法同上

△一（乳）癰、△一脥胝 △一肚便 俱同乳癖治法

△心肚癰、定痛敗毒飲、紫蘇　桔梗　枳殻　甘草　烏藥　香附

茯苓　防風　白芷　芍藥　羌活　人參　前胡　同前法煎

内托流氣飲、亦去細辛　餘藥煎法照前、如腹痛加元胡索　没藥

△便毒　△鯉魚便俱消毒流氣飲　紫蘇　枳殻　桔梗　芍藥　甘草

當歸　檳榔　川芎　羌活　白芷　大腹皮　同前法煎、如不散再用

托流氣飲　亦去細辛　加官桂　檳榔　照前煎

△臂毒敗毒流氣飲、紫蘇　桔梗　枳殻　甘草　烏藥　白芷　芍藥

當歸　川芎　防風　羌活　柴胡　白芨　連翹　陳皮　黄芪　姜棗　小煎、

定痛内托飲、人參　當歸　芍藥　厚朴　桔梗　川芎　甘草　防風

白芷　黄芩　茯苓　羌活　烏藥　官桂　紫蘇　香附　照前煎

一手腕毒定痛敗毒飲　烏藥　白芷　烏藥　桔梗　枳殼　防風

當歸　羌活　前胡　茯苓　甘草　柴胡　姜三　棗一　水煎服

一手心毒定痛清氣飲　紫蘇　烏藥　甘草　桔梗　枳殼　烏藥

白芷　防風　羌活　獨活　川芎　茯苓　姜三　棗一　水煎八分　不拘時服

内托清氣飲　人参　木香　當歸　川芎　黄芪　烏藥　防風

甘草　桔梗　枳殼　烏藥　白芍　連翹　檳榔　大腹皮

照前煎法服

一鶴膝風紫蘇流氣飲　紫蘇　厚朴　甘草　烏藥　檳榔　腹皮

木香　枳壳　川芎　防己　大黄　姜三　棗一　水煎連十服如

不散再用内托流气飲

内托流气飲　羌活　防己　人參　木香　厚朴　甘草　紫蘇

桔梗　枳壳　檳榔　烏藥　当归　川芎　柴胡　白芷　同前法煎

△一膝眼毒　△一脚拐毒俱同　鶴膝風治之

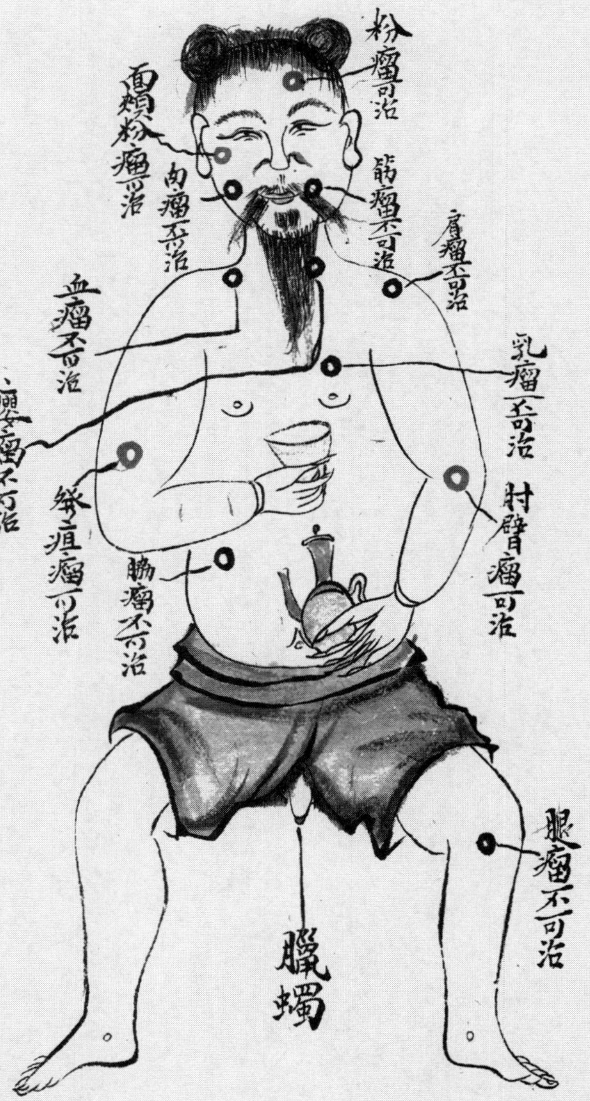
粉瘤可治
面頰粉瘤可治
肉瘤不可治
筋瘤不可治
肩瘤不可治
血瘤不可治
乳瘤不可治
瘿瘤不可治
發疽瘤可治
脇瘤不可治
肘臂瘤可治
腿瘤不可治
臘蠋

粉瘤第七

症受在傷于六腑，受流在經絡，凡寒濕氣傷于心肝脾胃之經，血聚不散，日漸增長，或有自破者，可將梅花散數之，已結聚者，先用白玉膏系數于癭瘤中，待七日后，方可去惡物，後用膏系貼之，內服秘方流氣飲托之，不可輕易也，乃宿留之疾也。

妙方梅花散　龍腦少許　血竭　黄丹水飛過，另用炒　寒水石乳三服

共為細末，盡摻之于患者。

△一、癭瘤白玉膏　石灰塊為末大　粳米二十四粒

二味用碱洵化開，加辰砂點用，尤妙。

秘方流氣飲　香附　烏藥　青皮　砂仁　枳殼各二錢　甘草　木香　官桂各一錢　桔梗一錢半

共為細末，每一錢淡鹽水送下，日進三服。

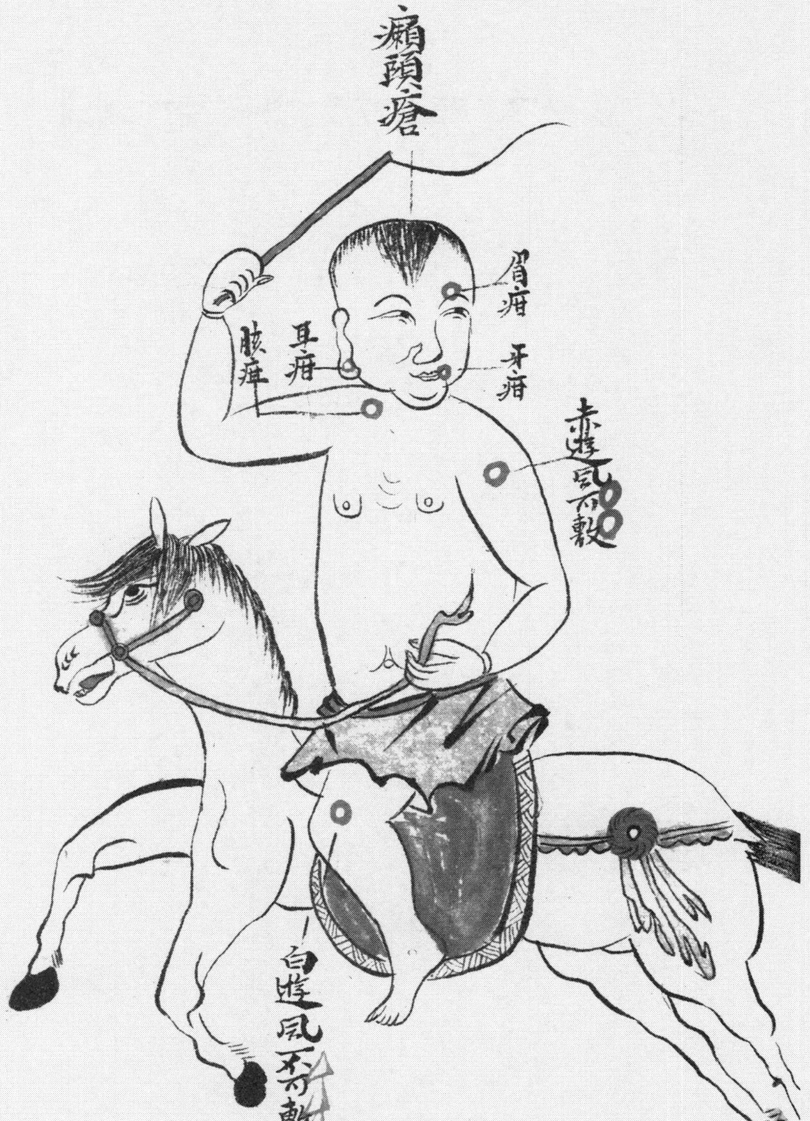
癞頭瘡
眉痈
耳痈
胲痒
牙痈
赤遊風不數
白遊風不數

癩頭瘡第八

小兒有五種瘡疥，眉耳鼻唇齦五症，受在心肝脾胃，因服炙煿熱毒所傷，而瘡流滯受皮膚，結成惡毒，或有赤風白風，宜用消毒五黃散敷之，内服敗毒流氣飲治之。

輕粉散　治小兒諸般癩頭瘡　松香四兩　川椒二兩　白凡二兩，煅　輕粉　黃丹各二兩

共細瘡，濕乾摻，瘡乾油調搽，用米泔水洗淨，揩乾然後上藥。

五瘡麝香散　麝香二兩　銅青半兩　香附一兩

極細末，米泔水洗淨，瘡濕乾摻之，瘡乾油調搽。牙瘡用米泔水漱淨，用藥以筒吹患處妙。

赤白遊風　五黃散　川柏　蒼朮　黃芩　白芷　黃連各一兩

細末，瘡乾濕同上法，井花水洗淨，後用敗毒飲。

敗毒流气飲

枳殼 桔梗 甘草 防風 茯苓 羌活 前胡 芎藭 苦參

荊芥 水一鍾煎四分不拘時服

如熱 加柴胡 川芎 烏藥

如吐 加白朮 川楝子 半夏 厚朴 用姜照前法煎服

頭風第九

婦人氣鬱發頭疼癱瘓痲痹濕等受在氣血不通凝滯皮膚傷於經絡或食炙煿或被毒氣聚結成風疼用溫中順氣飲清肝和氣飲治之

溫中順氣飲 孕婦不可服

紫蘇　茯苓　厚朴　半夏　甘草　青皮　腹皮　枳殼　桔梗　前胡　防風　木香　蓬朮　白芍　柴胡　益智仁　姜三　棗一

水二煎服

清肝和氣飲 孕婦不可服

紫蘇　枳殼　桔梗　甘草　赤芍　防風　川芎　當歸　羌活　厚朴　茯苓　前胡　白芷　生地　姜三　棗一　水二煎服

如熱　加柴胡　陳皮　半夏

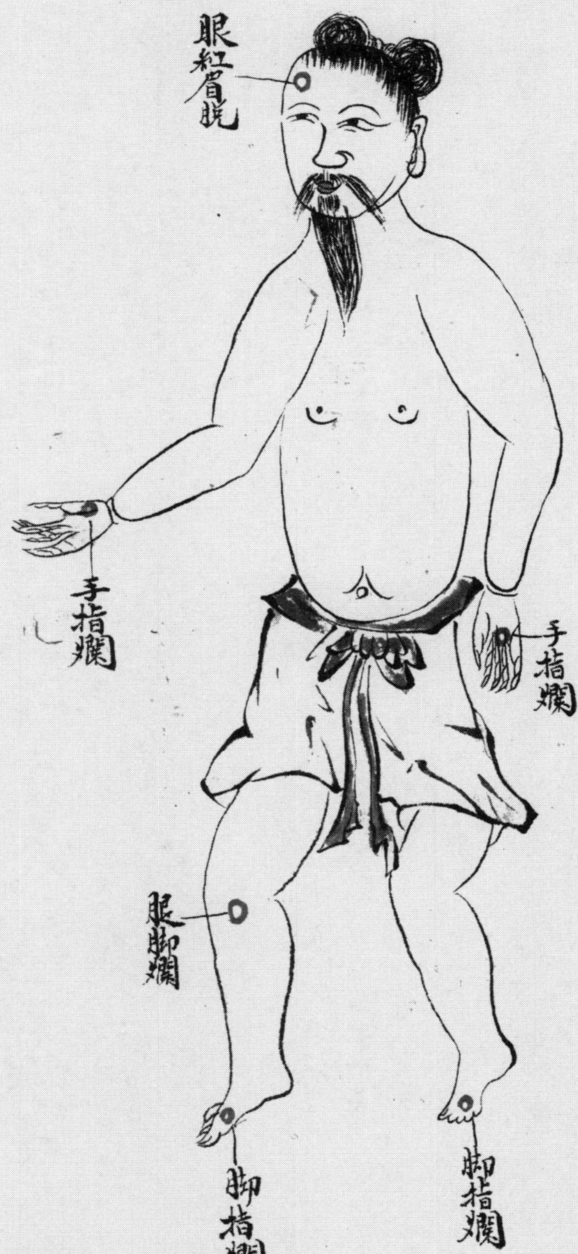
眼紅眉胱
手指爛
手指爛
腿脚爛
脚指爛
脚指爛

大痳風第十

大痳風疮者爲傷五臟六腑也及損遍身四肢癱盡眼紅眉脱者乃绝症也不可治之

在四肢者先用白花蛇丸後用清毒流气飲併水銀膏付之即効不可輕易也

△一 大痳風秘方 胡麻散

胡麻十二兩 苦參 荊芥穗 何首烏 菊花 石菖蒲 牛蒡子 蔓荊子各分

甘草八兩 疾藜八兩炒去刺 威靈仙二兩 共細末每服二錢用茶灰酒調服

白花蛇丸

白花蛇一條酒浸三日去皮骨用肉 白附子一兩炮 首烏二兩 天麻二兩生去苗 川牛膝一兩去蘆 当归一兩酒浸

羌活一兩 白姜蚕二兩炒 威靈二兩 防風一兩 独活一兩 萆鮮一兩酒浸 雷丸一兩 蔓荊子一兩

川芎一两、苦参酒浸二两、甘草炙末、石菖蒲酒浸二两、蝉退一两、赤芍药一两、枳壳一两、

苍耳子四两、雄黄末、大风子三两、天台乌药一两、皂角一两、

右为细末，炼蜜丸梧子大，每服卅丸，好酒空心送下。

一方用杜仲末下。

一秘方乌鮀丸

乌鮀酒浸四两、胡麻酒浸四两、蜂房炙一两、換柳、苦参、杏仁浸去皮尖晒干、白蒺藜各二两、

角刺炒焦、杜仲末各一两、羌黄一两末、雷丸、雄黄、硫黄各一两末、砂仁二末[illegible]下、

蝦蟆一个去头足炙。

共末用长皂角十条，水三升，煎膏子和。

外科雜症方附録于後

散腫排膿散　白芍炒　川芎　桔梗去芦　人參去芦　當归酒洗　黄芪蜜炙

連翹去梗淨　金銀花[illegible]　白芷　甘草生　防風去苗　瓜蔞仁各等分　肉桂一錢不見火

水煎七分加好酒半鍾溫服

如疼痛多加當归白芍　如寒熱加山支黄芩　如痛甚加乳香沒藥

如渴加五味子　如遍身麻痒加姜蚕蝉退　如口乾加天花粉

如熱不止再加生地熟地　有痰加南星半夏　如失音加訶子

此藥有敗毒排膿止痛生肌長肉之妙

消散腫毒圓藥　大黄三兩　黄連炒　玄芪炒　黄栢炒　山支炒黑　川山甲炒

天花粉 白芷 軟石羔 骨石 朴硝各一两 南星炮 半夏姜製 貝母去心 草烏各等分 共爲細末

生肌散 五味子 黄柏 龍骨各等分煅過 三味共爲細末

黄龍散 治腫毒未成膿付之 黄芪炒 黄連 黄柏俱炒各一两 白芨二两 共爲末并苢 水調付腫處，以上留空，待皮皺一些付之，仍用連紙帖乾，以雞翎蘸水潤之，如十分痛，加乳香一分

圍藥方 南星四两炮 半夏姜湯炮 荊芥 白芷各一两 草烏去皮 赤小豆 芙蓉葉各一两半 爲細末，嚴醋調圍患處

敗毒散 治一切初發腫未成膿者速効

裏

大黄　白芷　金銀花　姜蚕　皂角刺　黄芩　当归　甘草　川山甲

為末　下部加牛膝引經　如元氣壯實者可用，虛實者忌之

千金内托散　黄芪（蜜炙）　人參（去芦）　貝母　白芷　天花粉　当归　川芎

乳香　枳殼　芍藥　南桂　柴胡　甘草　皂角刺

初服人參用三四分，恐有肺火者不宜用參

秘方消磨散　（鷄肫能消鐵石，故名）

鷄肫黄皮，去筋，去糞，切見水，用新瓦上焙枯，為末，一兩　六明粉一兩　二味

和匀一處，遇吞酸停積，上隔不寬，極效。　每服一錢，熱酒調傾，澄清者

服，仍去渣，即效。

胡麻苦参丸 治大麻风癞

荆芥半斤 芍药一两 灵仙四两 防风二两 蝉退二两 连翘二两 羌活一两 白蒺藜四两

金毛一两 乳香二钱 胡麻子四两 没药一钱 大黄四两 大风肉四两 天麻一两 石菖蒲

血竭 皂刺各二两 灵脂一两 细辛一钱 何首乌二两 姜蚕三两 苦参半斤

又加减十味附后 只九味 独活 乌药 萆薢 升麻各二两 黄芪四两 甘草钱

当归 牛膝 白芷各一两 右为细末酒糊为丸梧子大每服四五十丸酒送下

千金托里散 治一切疔疮发背诸恶疮痈毒不効者

黄芪 厚朴 防风 桔梗各二两 连翘二两二钱 白芷一两 没药三钱 人参二钱

当归二钱 川芎 芍药 官桂 甘草各二两 共细末每服二钱 酒一大钟

煎二三次温服

参活散　治大麻風症

荆芥　防风　独活　羌活　大黄　黄芩　黄连　良姜　甘草　升麻

陳皮　半夏　当归　白芷　厚朴　乾姜　乾葛　烏薬　川芎　蔓荆子

麻黄　牛蒡　各等分　姜三　枣二　水二鍾煎五分不拘服

忌鮮魚雞鵝羊豆腐姜蒜油腻二月

紫金膏　貼治万病

松香十斤　搗末篩過入鍋化開方投葱汁姜汁五斤　生桐油季　黄芩

陀僧二斤　蒼术　大黄各二斤　黄栢　当归　白芍　赤芍　生地　熟地

甘艸 山支 連喬 黃連 白芷 天麻 升麻 甘松 三柰 藜芦
川烏 艸烏 細辛 独活 羌活 防風 荊芥 薄荷 陳皮 半夏
南星 乳香 沒藥 已上各等分 為細極末 又用 血竭 兒茶 龍骨
樟冰各等分 丁香一錢 良砂一錢 雄黃一錢
先將松香化開 將葱汁姜汁均為七次 傾入藥煎着水氣尽方下桐油
又文火熬 用槐條一順不住手攪 又候滴水成珠 下密陀僧 即下蒼术等
粗藥末 又下血竭等細末 再用陰乾蝦蟆末加之 即住起火 冷定成膏
治發背腫毒方 用明凡不拘多少 火鍋內煎過為丸 初服九丸 次服十三丸
三服十五丸 以硃砂為衣 服之立愈

臁瘡膏　大黄　輕粉　黄連各等分　共為末用桐油調和將油单紙攤煎甘草湯洗淨患处貼

湿瘡膏　治一應湿毒湿气

蒼耳草　稀薟草　鵝々草又名馬蹄草　野菊花　馬蘭頭　將各草搗汁十斤

松香三斤　同煎看老嫩滴水成珠為度再火入水操再熬气漸加入麻油在內

金玉膏　治風寒湿气

用枝子六十枚搗碎將井花水河水各二碗煎至半碗去查以飛麪攪

勻稀厚得宜攤貼愈

接骨膏　用金來荷葉搗爛鼠糞為末用醋脚煎成膏子貼之

杖瘡膏　乳香　沒藥各五錢　血竭一两○半　兒茶半　大黄半斤　血余四两

蛤蟆十二兩　香油一斤

先下香油燒滚下大黄煎黑取出次下血余候化開以麻布濾過將油仍下鍋煎將蛤蟆下鍋煎數以柳筋頭滴一點入水不化就好却下前藥通煎若滴水成珠住火再將乳香沒藥血竭兒茶通為細末和入攪勻用貼時先將野薔薇花根搗碎煎湯洗淨然後貼上

定痛拔瘡膏

當歸二兩　生地　大黄　羌活　獨活　官桂　赤芍　川芎　牛膝各一兩

乳香　沒藥各三錢　川山甲十片　飛丹三斤　麻油三斤　煎洗淨十八兩

右將前藥入油煎枯去火濾去渣下黄丹急攪百十轉滴水成珠仍上火煎

滴水成珠爲度住火入乳香沒藥出火攪勻以磁器收貯合地下出火毒用之爲妙

鬼扙膏

当归酒浸三日晒干爲末　土狗　肉桂　降香　白芷　射香各一兩　蝦蟆二兩　靈蓋一个俱用火煨末　自然銅醋淬七次　附子一兩　乳香去油　沒藥去油各五錢

各爲末酒糊丸每服酒磨化酒送下

扙患排毒散

当归　川芎　金銀藤　連翹　茯苓　防風　荊芥　白芷　花粉　山枝　黄芩　黄連　桔梗　蒼朮　紅花　甘草

水酒各一鍾煎八分食遠服初扙者加童子便一鍾爲妙

圍藥方

治疮瘍　草烏　貝母　天花粉　芙蓉叶　各等分爲末用醋調敷

替針丸

白丁香（一字） 没藥 硇砂 乳香（各一字）

石灰餅茶內鍾 粳米十四粒

爲細末，粳米飯旋丸如麥粒大，每用一粒，未破用津貼瘡頭上，破若膿滯不決，則用一粒于瘡口內，如妙。

神効托裡散

治諸瘡爛作疼，增寒增熱，類若傷寒。

忍冬葉 黃芪（各五兩，去芦，用鹽水炙） 当归（酒浸，去芦，一兩） 粉艸（米炙）

共爲細末，每服二錢，酒半鍾，煎至一鍾，服之存查外敷，不拘老少虛弱俱用。

下疳方

乳香 没藥（各下） 兒茶 龍骨（煅三分） 面粉 人項骨（煅半下用） 茶珠（下煅）

爲極細末，摻患处。

人面疮方　以笔筒毁其口取贝母汁灌之数日成痂即愈

癣疮方　雄黄　黄柏生　蛇床子　黄连生　枯矾各等　松香

甘草生各等　大风子去壳等　腻粉三分　右为细末桐油调搽患处

疮疥方　蛇床子一斤　硫黄四两　白矾四两飞过　硝砂四两　苦参　川椒四两

白砒少许　右为细末臘脂油调搽　如痒加炒盐炒少

又方　蛇床子一两炒研　大风子肉一两研如灰细再将水银共研　水银三钱研匀不用大风子肉　明矾三钱不研　川椒不炒研

硫黄三钱不研　樟脑五钱不研　桕油一两　无桕油即用陈烛油亦可

共制好如丸用粗夏布包扎紧擦患处仰卧放于被内如疮有脓用针

刺破去其脓血再将药擦　若疥疮即不用硫黄

眼藥方　黄丹水飛　黄連　芦甘石各末　黄蘗　連栢各分（半碗）小半碗水浸

一宿去查引七次　硇砂　硼砂　乳香　没藥　血竭　粉霜

輕粉　腦子　共為細末

鼻藥方　以下沈仲云傳

青鹽一分　明凡一分　火硝一分　皂凡一分　水銀一分

先將鉛二钱　杓内溶化後入水銀共和傾地冷定為末聽用

明礬二钱　鵝管石二钱　浮海石二钱　雌黄參钱　雄黄二钱　硃砂二钱　共十一味

研極細末裝入陽城罐内鹽泥封固灰扛養火三日取出百眼炉

中打文武三炷香冷定取出鼻盤靈藥研細入磁罐聽用好

綿紙裁半寸闊二寸半長紙的上火許入末二三厘下以棕一根抵直到底下再搓面条以爛飯些須拗于手心裹捲緊塞磁礶口

鐵箍散　大黄四两　南星　半夏　白芨　白斂　山慈菇　芙蓉葉各二两

又方　大黄一两　五倍子一两　陳小粉半斤　芙蓉葉

臁瘡方　蔴油四两煎，再下古銅錢四文入油内煎　蒼朮三两　黄占四两煬化，再下乳香、没藥各四錢，真銅緑一錢，入油内用柳条攪成膏

瘧疾貼眉方　活石一錢　半夏一錢　白芨三錢　巴豆肉三粒　共為細末，面糊為丸如小米大，遇患取一丸，小膏一个，發日貼眉心

牙疳方　大棗十个去核　每棗入硃砂五厘，火煅存性，一錢　青黛飛過一錢　胡黄連一錢

硼砂一錢 冰片三厘

疝氣方

白茯苓一兩 枲一兩 山查炒一兩 枳實八分 茴香一兩 茱萸炒一兩 橘核炒二兩
荔枝核炒一兩 共為細末煉蜜丸每服三錢 薑湯送下

痢疾方

只殼 厚朴 薑汁炒 陳皮各錢 檳榔 砂仁各八分 甘草三分
白扁豆二十粒 紅加黃連一錢 白加茱萸一錢 紅白加連萸各一錢
水二中煎一中露一宿五更溫服

口疳方

黑南棗一个去核加白礬一分入內用麵包煨灰火內待紅去麵為
兩加雄黃一錢 青黛一錢 銅綠一錢 冰片一分
共為細末搽之即愈

瘋狗咬傷方

班毛 七个 若過七日後加毛一个去頭足 占米炒赤色爲度

雄黄 一錢 射香 一分 滑石 一錢 共爲細末好酒調服 五分 其毒

從大便小便出

治色傷食傷勞傷諸般內傷神効方

香附 一錢 桃仁 八分 打碎 牡丹皮 一錢 赤芍 一錢 莪朮 醋炒一錢 只殼 麩炒七分

甘草 六分 官桂 各五分 陳皮 當歸 酒浸 蘇木 青皮 一錢 麩炒各 烏藥 七分

紅花 五分 內有瘀血加大黄 一錢 右爲咀用酒水各一中盅煎八分

服有瘀血待藥煎好再下大黄後以米湯補之

初起發背 又卽名也 官桂 二錢 荔枝肉 十个 烏梅 十个 銀硃 一錢 用白蜜調蔥

白頭七分 共搗敷患処即全愈

諸般癰毒効方

川芎 柴胡 桔梗 牛蒡各却分 連翹 前胡各錢 只壳 防風錢 各士

羌活 独活各ㄗ分 白茯苓 金銀花各烟分 甘草五分 荊芥錢

内受熱毒加黄連生 黄芩生各錢 水二鍾 姜三片 煎至八分 患在上

食前服 在下食後服 空心下亦可

萬應膏

諸毒惡瘡等症之驗方不可輕傳 發背瘰癧疔腫癰瘍風气並用

防風 荊芥 白芷 当归 黄連 黄蘗 連翹 蛇退 蜂房 白歛

蒼耳草 接骨草 大風子 金銀花 紫河車 何首烏 牡丹皮

車前子　萆麻子各二两　川山甲四十片○介　江子肉水炒　望見消水　木別子四十介○
天花粉二两○　兩頭尖二两○　羌活　山支　甘草　細辛　黑丑　桔梗
苦參　白芨　大黄各八两　蝦蟆一隻　柴胡　全虫　半夏　升麻
南星　玄參　川烏　牛膝　黄芪　独活　陳皮　斑毛　地榆
五靈芝　槐角　蒼术　藁本　赤芍　桃仁　三棱　莪术　小茴香
青木香　嫩松節各一两　威灵仙　天麻　藕節　薄荷　貝母　丹參
烏藥　生地黄各一两半　血余二两　後入　八角風　葉下紅各四两　槐柳枝各六两
東丹另用水跟過炒紫色　右細切用水八碗浸一日煎稍乾下真麻油
十六斤同煎至川山甲等藥熬如炭黑濾去查入血余煎無形影滴水

中不散入黄丹徐徐順攪煎至滴水成珠再下後藥

蜈蚣二条　烏龙四两去骨　川烏、　草烏　附子　白附子各二两　五加皮

紫荆皮各二两　共為細末入膏内攪匀退火入後頂藥

沉香　雄黄　枟香各一两半　南木香　血竭　輕粉　赤石脂　乳香

没藥各二两　龍骨二两　射香五下。不。　阿魏一两　用水另洋化再入膏内以上

細藥先共為細末入膏内順攪匀出火毒再用磁器收貯每用油紙攤貼須

当頂眼以去其毒為妙無竄也

治肥緑進眼睛　用荳莓搗葉擠汁滴進眼睛内即愈

治白濁方　用大黄、又鷄子一个去了白丸入大黄一茶匙滴入子内

頭熱早辰嗄湯下，服一个，與十服全愈。

對瘡方　用青菓核烙（灰研）碎，麻油調搽，三日即愈。

萬靈丹　茅山蒼朮　全蝎　石斛　当帰　川芎　明天麻　羌活　荊芥　防風　麻黄　北細辛　何首烏　雄黄　川烏（湯泡去皮）　草烏（湯泡去皮，各一两）

以上十六様為末，煉白蜜為丸，每丸三錢重，用硃砂為衣，用葱酒化開服一丸，出汗。治各色腫毒。

約模藥每兩價目

或長或落時價宜知

當歸八厘　歸身八厘　歸尾四厘　銀花八厘　紅花　延胡　白芍

赤芍　川芎　丹皮　廣皮　陳皮　青皮　茄皮四厘

腹皮　藁本　白蒺藜　防風　防己　桂枝　杜仲

牛膝　苡仁　砂仁　棗仁　杏仁　桃仁八厘　首烏

只殼　麥芽　厚朴　茯神　白苓　赤苓　細生地

細熟地　細辛　地丁　續斷　丹參　苦參　荊芥

連喬　川連大者換中者不　薄荷　蘇梗　羌活　獨活　三稜

蓬朮　木通　地榆　蘇木　山查　甘草　寄生

寄奴〤　骨碎補〤　破故紙女　五靈脂〤　地骨皮女　秦艽厘　鈎藤女

烏藥文　角刺〤　木瓜女　靈仙文　花粉文　白芷文　柴胡女

前胡〤　白鮮皮〤　槐花文　山甲肖　全蝎了　蟬脫丁　麥冬了

香附〤　木香の　知母女　卜子文　葶藶女　澤瀉女　車前子女

附子了　肉桂朩　漏芦女　杭甘菊丁　元參文　桔梗文　山梔〤

土貝了　川貝丫　象貝肖　半夏丁　麻黃女　射干〤　山豆根了

牛蒡子〤　黃芪丨　黃芩文　白豆蔻了　巴豆女　大風子女　蔓荊子文

乾葛文　海藻女　烏梅文　昆布女　大黃女　乳香の　沒藥の

輕粉丫　血竭朩　兒茶了　赤石脂文　虎骨肖　龍骨了　麝香二換半

氷片二錢半　象皮一兩　阿魏七分　人中白錢　青黛一兩　自然銅火　滑石五

硝黄炭砂法

元宵花譜

○梨花

硝一両　黄錢廿　炭錢廿　中砂一両

○大菊

硝一両　黄錢廿　炭錢　粗砂一両

○三大菊

硝一両　黄錢　炭錢廿　中細一両

○孔雀尾

硝一両　黄錢　炭錢廿　面砂〆不

○撒地金錢

硝、一斤　黄四兩半　炭兩三　粗砂一斤

○花上花

硝一斤　黄兩半　炭兩　面砂米

○萬花落

硝一斤　黄兩　炭兩　中砂七兩半

○滿樹桃花

硝一斤　黄兩　炭兩　中砂一斤

○佛哭

硝一两　黄三钱　炭七分　細砂八分

西河柳

硝一两　黄二钱二分　炭三钱　面砂八分

金綠菊

硝一两　黄四钱　烟煤三钱半　信丁　碧灰丁

外科脉法

五臟平脉

左心小腸肝胆腎　右肺大腸脾胃命門　五臟心肝脾肺腎
六腑胆胃大腸小腸膀胱三焦　浮診為腑　沉診為臟

心脉浮大而散　肺脉浮濇而短　肝脉弦長而和
脾脉遲緩而大　腎脉沉軟而滑　心主血　肺主皮毛　肝主筋　腎主骨

四時平脉

春应肝脉　夏应心脉　秋应肺脉　冬应腎脉
四季应脾脉　反此即病

春弦夏洪秋毛冬石春三月六部中俱带弦夏三月俱带洪秋三月俱带浮冬三月俱带沉六部内要兼和緩為有胃氣是不病之脉也

脉貴有神　脉中有力為有神也　　有胃氣者　脉中緩而清也

死脉

雀啄連来三五啄，屋漏半日一点落，彈石硬来尋即散，搭指散亂真解索，魚翔似有亦似無，鰕遊䨓中跳一躍，寄語医家仔細看，六脉見一休下藥。

提綱

浮

輕手乃得，為表，為風，為陽。　浮而緊為傷寒，頭痛無汗。　浮而緩為傷風，咳嗽，頭痛自汗。

浮而有力為洪，是火旺。　浮而無力為芤，是血虚。　浮散是瘀腫毒。　浮弦亦為風。　浮又為痛嘔。

沉

重手乃得，為裏，為氣滯，為陰。　沉又為洞泄。　沉數為裏熱，為口乾舌燥。　沉遲為裏寒，不渴，腹痛嘔吐。

沉滑為宿食。　沉細為氣火。

遲

一呼一吸三至，為冷，為陰。　浮而遲，表有寒。　沉而遲，裏有寒。　遲緊為寒有脹。

數

一呼一吸六至，為熱，為陽。　數有力為實熱。　無力為虚熱。　細數為勞熱，為死。　數而洪實有力為癰毒。　數而……

滑數為痰火。　平人沉數為氣鬱有火。　瘦人疾數是陰虚。　寸口數而實者為肺癰。　寸口數而虚者為肺痿。

滑

按之如珠不定，為痰，為陽，為血旦元火。　婦人尺脈滑為月水不利。　滑而有神為胎。

浮滑為飲。　浮滑而疾為宿食。

濇　往来遲滞，如刀利竹，為血少，為氣多。

弦　如弓弦，按之不移，動為痛，為瘧。

緊　来往急數，按之即移，如索之轉，為寒，為痛，為筋攣，緊數為臟成。左寸為人迎，緊盛為傷寒。右寸為氣口，緊盛為傷食。人迎、氣口俱緊盛，為夾食傷寒。

伏　按至骨乃得，為痛，甚為霍乱，為溏泄，為停食。

實　浮中沉皆有力也。实而静為熱，為嘔，為痛，為氣聚，為食積，為痢。

虛　按之不足，遲大而軟，為暑，為腸癖，為陰虚。浮中沉無力為虚。

脉理大要，不出於浮、沉、遲、數、滑、濇六脉也。浮脉輕手取之，沉脉重手取之，遲、數之脉以自己呼吸取也，滑、濇之脉察其来往之刑取之、浮者陽也、脉在上（內）行也輕手乃得、而芤（中空也）、洪（大也）、散（滿指也）、長（過本位也）、濡（軟如絮也）、弦（如弓弦也）皆輕手而得之類也、沉者陰也、脉在下行也、重手乃得、而伏（下也）、石（在骨也）、短（沉靜不及本位也）、細（如髮也）、牢（比弦緊也）、實（浮中沉皆有也）重手而得之類也、遲（呼吸為一息五至者）遲者脉不急也、一息二三至、而濡（軟也）、緩（四至也）皆遲之類也、數（數）者脉來速也、一息六七至、而疾（快也）、促（數中脉一止也）皆數之類也、至於滑（往來如珠踈利也）、濇（動也往來遲滯如刀刮竹）則以往來察其形狀也、浮為陽在表、診為風為虛、沉為陰、在東、診為溫為實、數在腑為熱為陽、為燥、遲在臟為寒為冷、為陰、滑為血、受氣火、濇為氣受血火、滑為血有餘、濇為氣獨滯、是浮沉遲數滑濇六脉此 診家之要法也、

男子左手脉及寸脉常盛者為順女子右手脉及尺脉常盛者為順反此即病凡人無尺脉而脾脉緩者為有胃氣無害也

左為人迎右為氣口（左寸口後關前）人迎浮盛則傷風緊盛則傷寒虛弱則傷暑沉細則傷徑虛數則傷熱氣口長則氣治短則氣病數則心煩大則病進緩則病退

驗膿生熟深淺法 出外科正宗

假如腫高而軟者，發於肌肉，膿熟用針（剪也），只針四五分。腫下而堅（硬也）者，發於筋脉，膿熟用針只在六七分。腫平色不變者，毒氣附於骨也，膿熟用針必須入深寸許方得見膿。〇又輕按（以指落指也。瘡小即以指甲尖落之）熱甚便痛者，有膿且淺且稠；重按微熱方痛者，有膿且深且稀。按之陷不起者，膿未成；按之軟而復起者，膿已成。按之都硬不痛者，無膿，非是膿即瘀血也；按之都軟不痛者，有膿，非是膿即湿水也。所謂有膿即當針，膿孔宜順下。若膿生而用針，氣血反泄，膿反难成；若膿熟而不針，腐潰益深，瘡口难斂（收口也）。若膿深而針淺，內膿不出，外血反泄；膿淺而針深，內膿雖出，良（好也）肉受傷。元氣虛者，必先補而後針，其膿諸症悉（盡也）退。

又有氣瘿腫而綿軟不痛者，血瘿腫而壘壘成塊者，筋毒結之日久皮腐肉紫根硬，四邊紅絲纏遶者，以及結核、馬刀（瘰癧之類）之症，漸大漸痛漸腐者，已上四症，俱不可輕用針刀掘破。若妄用針，針之定然出血不止者，立危（死也）。但用之法，妙在膿隨針出，而寂然無所知覺也。至於諸漏及生骨瘤瘡，久不收口，若非化腐紫霞膏藥線之功，不能剋期取効。

○樹滋堂刀法陽滑心得

先用紙一張，如脚粟大，捲在刀上，留出頭三四分，以免患也（病）人見之刀長驚怕。其刀尖必須粘灯油在上，易得進退。左手二指揑在刀頭紙上，右手二指架住刀把，以掌軟肉頂住刀柄，刀口向上，慢慢透入，手中覺得刀頭着鬆，即是膿處，輕輕將刀團團旋轉一回，擴破內中膿胞，刀口假借向上拔出，臨到口頭肉边，將刀尖畧畧在皮上挑帶開些，以好出膿，再撚紙撚插入，貼上膏藥。少刺放膿，膿盡，掺上利毒散，貼上膏藥。如膿不盡，須換紙撚，直待膿淨方去，再用八宝丹收口。内中訣法，前已面言，諒然記得，不待細述也。

切記聽之聲搖撮三二攻提七分，勿得漏泄脂訣。良心勿喪入骱接骨會語再傳

生骨以不收口　用生桐油調密陀僧末敷之

箭頭鉄珠不出　用餳（秦）糖入葱汁象牙末（不見水者）調敷之

薰去木虱方　用狗鳥辣椒數斤，剝皮置炉火熏之即去

合藥法

凡借我書并物件及与你者務要珍藏毋勿遺失毀壞如負我言即無心腹恐淺(没)好閒交至囑〻〻

一藥包內備壓舌、針、吹筒、鉗、喉鎗、鈎、開膿刀、桃皮刀、瓶小者、透珠、用大厚紙包一丫包膏藥小紙包二丫、一丫包烏(筅)金散、一丫包黃金散、包藥紙數十張四方三寸。

一合藥須修合日子可往吾兄振(渭陽)(遠)處拟之

一會吾兄渭陽不可盡吐心腹外人親戚亦然至緊〻〻凡托合藥要合何藥只寫何方帶在身边示來合之或借他方合如

合損傷之藥(宜)自合。

○一要乳鉢用吾家有貫擂槌可尋長石代之

○一鉄茶匙莫可同吾兄去尋之此草煎酒亦能治損傷幸勿認明。此草生溪底灘

○一吾家有明医指掌一部計四本此書為外兼全業性脈訣俱有可往借觀切勿遺失抛碎

○一為君之業用到三錢止餘者不升配方是即十味三八兩壯者一兩二三錢弱者不丹撞子の乘如損傷照全生飲用之弱者減之重者加之幸勿自作聰明

一八厘散為児茶亦要煅過方上未曾註明此乃秘方損傷必需

之藥宜即合　之財然不用亦可其自然銅及血竭諸藥前已寫在單上可往借之

一油紙先往吾家借用医道大行即自造損傷膏要厚紙（皮紙三重襯之）

一合藥及煎熬膏藥先宜收些大行之時即宜多合不然恐多令費銀錢（合口痛藥之法可与我家下談小塊娘之　开瘡疼用硼砂合法亦望說明）

一萬靈丹先往吾家借數丸施法之之待人信服再合膏藥亦然

一附予病人四肢厥冷瘡口漫白不知疼痛者用之切勿乱用至慎之之

一萬年青子可多收些藏之

一婦人症候，愈要穩重，勿得戲謔，至囑至囑。如有邪心，即醫道難行矣。

凡遇吾兄渭陽，寧可裝獃請教，幸勿說我好書、好方傳你。此人只添為事由，恐以指其怪。

淡淡全憑心靈，隨機分變，勿誇本事好技，漏泄真言，是幸是幸。

古云：德厚福還厚，功成名自成。半積陰功半養身，自宜謹身，不宜斫喪。愚以熱腸處友，勿致膜外，是幸。

於事人家生意，此道不必提起，亦不可獻技討好傳人，至囑至囑。

醫選宦途便覽

○藥性

藥性自本草已下，為論為說為歌為賦者多矣，第簡者太簡而繁者太繁，後之學者，從其簡則意有所未盡，從其繁而力有所不能，故於諸藥主治，僅記其大略，而本草藥性等書，視為濶而不講者有所之矣。是集種類雖不若他書之多，然皆閱日之常用者，且辭旨取要，簡繁得中，庶有便於初學之誦讀也。欲得其詳，再於本草諸書考之可也。

○補氣健脾藥第一

人参甘温能補元氣健脉生津安神益志
黄芪甘温肥腠充皮補虚止汗托裏生肌
白术辛温健脾去湿住瀉消腫止嘔進食
茯苓淡平除湿生津驅痰利水益志養神
甘草解毒氣味甘平能緩諸急藥力無争
棗子甘温善和脾胃助脉壯神中滿則忌
生姜辛温開胃益脾温經散邪嘔吐專也

○理氣寬中第二

陳皮辛温消痰去壅袪白橘紅胃虚少用

青皮苦寒利膈疏肝破滯既易消癖何難

厚朴辛溫消痰下氣腹脹能寬虛者為忌

蒼朮辛烈辟瘴驅風燥脾去濕進食寬中

枳實苦寒速能泄滿能消堅積能化調痰推胃宿食泄腹寒塞

枳殼寬腸其功稍緩

神麴甘平化谷破癥補脾益胃六神通靈

山查甘平去滯消食心腰（复）脚脹行血散滯

○草豆蔻溫吐逆宜下治臍上痛除脹下寒

扁豆微涼轉筋吐瀉下氣和中酒毒能化

白豆蔻温止嘔寬氣却痛温脾去積散滯
縮砂辛温下氣温脾安胎止痛解要尤宜
木香苦温破諸滯氣脐腹脹痛嘔吐翻胃
檳榔苦温善逐水谷墜藥寬中後重速効
烏藥辛温順氣有功更主翻胃消食寬中
大腹皮温寬脚下氣浮腫能消亦可開胃
。益智辛温和中袪寒嘔逆遺溺用之可安
藿香辛温脾肺經藥霍乱宜投嘔吐勿却
大茴小茴疝氣用之腎經入饌止要亦宜

草果辛温、止痛祛邪、能消宿食、老弱体加、

○常山氣温、煎宜宿露、截瘧吐痰、善能袪逐、

○肉豆蔻温、心腹痛求、温胃消食、止瀉為優、

川楝苦寒、能去煩熱、治疝常稱、利水亦説、

○消痰止嗽藥第三

半夏辛平、燥脾去温、止嘔消痰、渴症休入、

○南星辛苦、姜製須識、散跌撲血、墜中風痰、

桔梗辛温、舟楫之義、解表散寒、開胷下氣、

貝母辛平、行手太陰、治痰功勝、散鬱効深、

瓜蔞子寒潤肺下氣除火袪痰勞嗽宜致

杏仁苦溫潤大便難喘嗽能止痰嗽能寬

桑白皮寒瀉肺火邪去痰止嗽功無以加

紫菀辛溫火嗽可主喘急專攻虛勞亦補

款冬花溫下氣消火却嗽袪痰肺癰尤可

阿膠辛平安胎宜諸喘嗽痢止吐痢崩除

五味子溫斂金助水煩熱堪消咳嗽能止

○百部苦寒止嗽多攻治骨蒸熱殺寸白蟲

訶梨勒溫澁腸開胃除喘止嗽降火斂肺

鶯粟殼温止嗽澀腸邪之勝者驟用非良

○烏梅酸平歛収肺氣解渴除煩逐蒸止痢

○發表散邪藥第四

紫蘇辛温散表風寒梗能下氣子可祛痰

前胡苦寒去痰消痞傷寒〻熱頭痛可止

麻黄辛温發汗散邪欲求止汗根節為嘉

白芷辛温治風通用解利風寒陽明頭痛

乾葛甘寒發表解肌生津止渴醒酒無疑

細辛氣温頭痛為要下氣消痰風痺亦療

藁本苦温寒客太陽，頭巔頂痛用此為良，
蔓荊子温頭痛能止，明目祛風温痺亦理，
升麻味薄發散為良，引行四經升提元陽，
柴胡微寒少陽走脇，能提清氣專治寒熱，
葱白辛温解表之加傷寒頭痛霍乱尤宜，

○驅風除湿藥第五

姜活辛温風湿宜用，散肌宜邪利関身痛，
獨活走腎尤治痛風，湿痺在足非此莫攻，
荊芥氣温清利頭目，除湿散邪通行血脉，

防風氣溫聽君所之治風通用散濕亦宜、
防己苦寒漢木二種、木理風邪漢消濕腫、
威靈仙溫通達諸經風濕冷痛用之得寧、
天麻苦平治風至要眩暈搐攣溫痺皆効
五加皮溫宜釀酒中逐皮筋血袪脚膝風
續斷辛溫能續筋骨固堅消癰兼調血脉
桑寄生寒治濕追風安胎行乳亦要崩中
米仁甘寒開胃進食善療肺癰尤治拘急、
木瓜酸溫去濕宜之轉筋脚氣膝要勿離、

冷飯團平消風去湿癧漏惡瘡收功可必
連翹苦寒結熱尤宜血熱氣聚皆可加之
金銀花温瘡瘍專治未成能散已成即潰
白花蛇温去大麻風烏梢蛇平去癮疹風
白姜蚕平逐風殊絶失音尤宜面默亦滅
秦艽苦平利水去黄風痺腸血骨蒸俱長
茵陳辛温常治黄疸風温能祛痛滞亦散

○通調血脉藥第六

當歸辛温活血素稱身能養血稍降頭升

川芎辛温、血中氣藥、行氣養血、頭痛勿却、
白芍藥寒、能補能收、調血止痛、治痢亦優、
赤芍藥寒、腹痛能止、破血消癥、去熱利水、
生地黄寒、凉血清心、熟地黄温、補血滋陰、
紅花苦温、惟行血分、行經絡血、治産後暈、
桃仁甘平、潤腸亦靈、生新逐瘀、止痛行經、
牡丹皮寒、治骨蒸熱、止吐衂紅、逐精瘀血、
蘇木甘鹹、宜用必中、敗血能行、月水能通、
玄胡索温、常理血氣、止痛調經、莫與非治、

五靈脂平血痛能之生行炒止心痛尤宜
丹參苦寒生新去瘀調經水勻卜血崩漏
蒲黃甘平血藥素能止血宜炒破血宜生
地榆酸寒常治血熱崩中可止腸紅能截
莪朮辛溫血塊能祛三稜辛溫氣積能除
澤蘭苦溫產後宜用破瘀行血亦能消腫
香附微寒逐瘀調經消食開鬱快氣為能
益母炒溫用勿犯鐵下胎安胎行血生血

補益心腎藥第七

山藥溫平濇精補虛堅強骨髓潤澤皮膚

○枸杞甘寒添精固髓明目安神無以踰此

○肉蓯蓉溫峻能補益助火興陽溫暖腰膝

○又種鎖陽溫補亦靈益陰補髓助陽添精

杜仲辛溫腰痛至要腎虛能補夢遺亦療

牛膝酸平療痹寒溫助經行脉壯腰膝力

○兔絲子者辛甘氣平益氣強力補髓添精

破故紙溫腰膝痛効固腎濇精能興陽道

何首烏溫（兼用白紅）腰膝痛効添精益血駐色還童

○巴戟天温惟利男子固精補虛陰痿能起

○山茱萸温興陽澀精温暖腰膝亦可調經

○牡蠣鹹寒除營衛熱止白帶流除夢遺泄

○石菖蒲温心竅能通除煩下氣亦治耳聾

○遠志苦温安心益智助精壯陽兼辟邪氣

茯神甘平補心為良又止驚悸亦治健忘

○酸棗仁温能調心氣更治病後虛煩不眠

辰砂甘寒鎮養心神安魂定魄言不虛陳

○蓮子甘寒清心益肺火動能靜精滑能息之

○芡實味甘補中益精亦除痺濕腰膝痛寧

○龍眼肉平养肌悦色怔忡健忘亦當獲効

○温熱祛寒藥第八

附子辛熱行藥力強厥冷外感發熱内傷

乾姜辛熱解散宜用炮則味苦温中止痛

肉桂辛熱能治腹痛温經破血亦瀉奔豚

桂枝味淡和肌調血疎邪散風氣薄發泄

○吴茱萸熱心腹痛蠲除胸膈冷治咽嗌寒

○丁香辛温能暖腰膝除心腹痛止翻胃逆

高良姜温下氣温中翻胃能止冷痛能攻

寒凉瀉火藥第九

黄芩苦寒瀉火清肺退熱消痰亦治血痢

黄連苦寒火熱用良瀉心除痞調胃厚腸

梔子苦寒手太陰藥肺胃火清肌表熱却

黄栢苦寒補腎強陰龍火能瀉腸血堪任

知母辛寒瀉火補水骨蒸能除口渴能止

石膏甘寒尚瀉胃火消渴爲宜解肌亦可

淡竹葉寒煩熱能除止氣喘息淂此安舒

天花粉寒瘡瘍亦療解渴無疑除痰有効

地骨皮寒骨熱用之強陰利便涼血為宜

玄參鹹寒散核逐血去無根火治骨蒸熱

犀角辛寒除心熱狂鎮肝明目解毒最良

天門冬寒能除肺熱止嗽清痰潤燥開結

麥門冬寒心肺能清祛煩解渴強陰益精

炒龍胆寒益肝胆氣伏熱能除眼科勿棄

甘菊花寒生家園中明目收淚止暈清風

薄荷辛温解暑除煩治霍亂痛利小水難

○清利小便藥第十

澤瀉氣寒降而下沉除湿止渴利水通淋

○猪苓淡平通淋消腫利水功多非湿勿用

車前子寒催生亦宜清利小便水瀉能医

木通淡寒利竅乃可行小便水瀉小腸火

滑石甘寒利水除煩降痰泄氣下胎不難

○瞿麦苦寒清利小便去醫逐胎其功常見

○琥珀甘平通淋爲誇破癥結血除鬼魅邪

○通潤大便藥第十一

大黃苦寒，走而不守，滌蕩腸胃，斯須何用。
朴硝鹹寒，去熱治寒狂，軟堅潤燥，破血通腸。
巴豆辛溫，熟緩生急，急々則生腸，緩能消積。
天麻仁平，能潤大腸，催生破血，產後尤良。

三湯歌

二陳湯加减法

二陳橘(皮)半(夏)茯(白)苓草(甘)，清氣豁痰為至寶。膈上不寬加枳(殼)桔(梗)，火旺生
痰芩(黄)蓮(黄)好，參(人)术(白)加名六君子，健脾和胃無如此。中脘寒痰减去
參(人)香(附)砂(仁)，配用藥能止飲食過傷。不尅消神麯麥芽山查厚朴，論
再加枳實黄連炒，何愁體弱脾胃嬌。咳嗽生痰分冷熱，熱則黄
芩黄連并枳殼桔梗，寒痰枳實縮(砂)配原方，化氣温中痰自泄。風
寒外感欬嗽喘呼，二陳枳殼桔梗乾葛前胡柴胡紫蘇桑皮杏仁
能清肺，東垣立此號參蘇。二陳半夏性本燥，血虚煩渴皆不要。

四物湯中不必加貝母代之尤取効人　有風痰奇疾生天麻白附子皂角天南星温痰在內身多軟二蒼朮白朮仍須配二陳火鬱胸中老痰結滯住喉間咯不出杏仁蔞仁香附桔梗連翹以佐玄明粉痰可滅痰在經絡及四肢姜汁還將竹瀝施腸胃有痰須枳實膈痰白芥子痊除温胆湯加竹茹枳實寧神豁痰為第一心煩嘔噦佐黃連更治痰停而發呃若加枳殼共天南星湯號導痰能利膈去甘草陳皮四七湯加添紫蘇厚朴与生姜散鬱消痰兼理氣孕娠惡阻用之良嘔吐皆因胃火盈脉来洪数嘔連綿急用本方加枳實竹茹姜汁炒黃連若还粥餌難

吞下、檳榔雖少木香煎，如因寒嘔脉遲濇，生姜藿香多加蒼术厚朴煎、五六日来嘔不休，心胸煩悶手難揉，多加枳壳厚朴黄芩黄連白芍，便結芒硝大黄一服瘳，噎枉噯氣一般看，胃中虚火膈停痰，石膏香附并梔子，二陳加上瘳何難，欵治吞酸与吐酸，本方加入炒呉茱萸黄連，更添蒼术山梔佐，行其温熱便安痊，水停心下名流飲，澤瀉猪苓利小便，此是二陳加減法，休將濫與外人傳。

四物湯加减法

四物川芎當歸白芍熟地黄，女科諸疾是良方，調經养血醫虚

損胎産無如用此湯人參白朮茯苓甘草名八物湯氣虛血弱
攻甚損十全加上肉桂黄芪大補真元与精血若对紫蘇人參
号補心心虛血少夢中驚産後感寒宜服此不須加減効如神
下午發熱本陰虛柴胡黄芩知母黄柏可痊除骨蒸勞熱柴胡
黄芪鱉甲知母仍兼地骨皮婦人經水適然來似瘧湯中對小
柴娘婦月水時時下阿膠蘄艾加之止漏胎經水過期因血少
本方加橘皮与黄芪人參經因氣陽先爲痛烏药附香莪朮三
稜服自行月經紫黑及先期方加入黄芩黄連共牡丹皮小腹瘀
○血塊澁痛本方添入桃仁紅花治瘦婦血枯澁經閉桃仁紅花

烏藥附香莫教遲肥人色淡屬於痰配合二陳成一劑經水行
来太去多柴胡黄芩知母黄栢可全科更加荆芥并羌活升提
其氣便安和方加黄芩白术善安胎之 炒砂仁藿梗使鬱開腹
大異常胎水病心腹氣逆如鼓硬鯉魚煎湯白术白茯苓城地
黄川芎增生姜黒懸胎婦心煩號子煩人參白术白茯苓為倚
伏川芎當归二味佛手名坐草臨煎可保生若是產難生不下
百草霜白芷一同行焦姜善治產後熱甘辛大能補陰血汗多
方内減川芎急服人參炙黄芪防氣脫產後血迷成血暈去多
惡路精神困濁蘭川芎当归荆芥甘草人參湯號清魂能定暈

黑神散川芎入肉桂焦姜炙甘艸黑豆炒蒲黄淨路下胞除腹痛酒童便煎服効非常産後如何惡路少若无别症精神好舊然寒熱腹中疼迟黑神真個好産後須當四物湯大凡初産配炮姜産初恐白芍傷生氣臓腸猶嫌熟地黄腸滑地黄當仕皆可去汗多須把川芎忌腹痛炒白芍易黄芩加減四物探藏秘

小柴胡湯加減法

小柴半夏人參黄芩甘艸少陽經病稱為寳往来寒熱日晡時嘔而脇痛用之好本經之病合陽明口渇而煩乾嘔頭目痛鼻乾眼不得葛根知母炒黄芩胸中痞満熱尤甚枳殻桔梗加之

有神應若迯痞結仍不寬小陷胸湯堪可並汗少唇焦口乾渴飲水无休倍黄連乾葛若迯不解却如何竹葉石膏湯另合汗後渾身壯熱增狂言妄語更呻吟黄連解毒湯全服曾取湏臾便得寧大便泄利熱還增却用原方加四苓若是發黄便溺赤茵陳山梔黄栢再加添大便不通口渴（涸上）加黄連并枳殻若迯秘結不能通大柴胡湯用無錯身熱惡寒口不乾本方湏合桂枝湯若是唇焦煩渴甚似將白虎配原方胸煩不嘔減去人參本方加入瓜蔞仁渴除半夏增花粉腹痛添白芍去黄芩脇下痞脹加壯蠣茯神主溺濇心下悸痞而胸脇脹滿時壯蠣乾姜云

家秘潮熱不渴欬近衣減却人參用桂枝温病發熱渴而嗽加添五味子莫令遲婦人邪熱入血室晝晝夜劇無人識似瘧經水適然來四物小柴胡共覓過經胸膈滿嘔潮小柴胡内入大黄芒硝温瘧或煩或發熱白虎柴胡二藥調傷寒日久號過經汗下無如用此行若是熱多元氣弱重加生脉倍人參瘧後又因勞食復壯熱心悸痰氣促必須温胆配原方急服令人病愈速佛景設立小柴胡特為邪傳在半途和解處中湯最穩用時斟酌莫糊塗主方何故柴胡黄芩列蓋為解肌涼膈熱止嘔除煩半夏宜牲能下氣味辛烈裏不足者緩以甘人參甘草暖中

央請和榮衛須生薑黑棗和解無如用此湯

十二經用藥藏腑各有補瀉温凉引經之藥編成歌括首句言本經二句言補三句言瀉四句言温五句言凉六句言引經以便觀誦

少商中府肺之生（白）膠（五）味（人）參（黄）芪白茯苓桑皮（二）枳（殼）檳（榔）防（風）澤瀉杏仁（乾）姜（肉）桂木香增麦冬貝（母）桔（梗）甘（草）知母葱白升麻作引經

商陽迎香大腸家肉（豆）蔻木香五倍（子）訶（子）桃（仁）枳（殼）（芒）硝（大）黄葱白薑呉茱（萸）（人）參（半）夏（肉）桂（生）姜扶（苓）（黄）（黄）連槐（米）角天花粉下（石）膏上葛（根）（白）芷升麻

厲兑頭維胃所尋二（白）（蒼）朮（山）查（麦）芽扁（豆）（神）麯陳（皮）枳實（芒）硝（大）黄并巴豆厚朴良姜香附真（石）膏滑（石）白芍（黄）苓（黄）連等葛（根）（白）芷下（石）膏上用升麻

隱白大包本是脾查芷參陳白术芪赤芍青皮桑枳殼丁香姜
桂藿香奇梔翹滑石連甘芍白芍升麻作止迷
少衝極泉心不孤酸棗芎歸遠志圖枳實前胡連貝母藿香藕
子石菖蒲麥冬翹鬱黃連好獨活細辛引路途
少澤聽宮是小腸壯蠣相兼石斛良海金紫蘇荔枝核戟天烏
藥二茴香黃芩通草天花粉藁本下栢上行羌
睛明至陰膀胱豬橘核黃芩益智齊滑㵎車前并瞿麥茴香烏
藥萆澄茄甘草黃栢生地已上用藁羌下栢芎
湧泉俞府有腎居地黃歸膝杜山茱豬瀉茯苓并苦蒼兔絲故

脂桂姜餘知母丹皮地骨皮獨桂交䐁劾自殊
中衝天地包絡門桂芪芦巴向蓯蓉烏菓枳殻更須無骨脂附
子桂川芎柴胡連栢山梔類上引以木香下青皮
關衝耳門三焦天甘草黄芪益智全澤瀉一般堪瀉實沉香附
子更無先地骨石膏性本冷上芎柴胡下青無
竅陰瞳子髎膽中龍胆黄連及木通青皮連与柴胡草陳半川
芎生姜同竹茹柴連至涼也柴胡上芎下青皮
大敦期門在肝經木瓜龍胆苡薏仁柴連白芍青皮等木香向
桂總堪珍草决明同柴与甘菊須用柴芎下引青

十二經退火

心經有熱用(黄)連涼，肝胆柴(胡)(黄)連火自降，白芍脾家知母腎，(山)梔(黄)芩主

肺(黄)栢膀胱三焦尚有柴(胡)(黄)芩，草木通小腸(黄)芩大腸

引經報使

小腸膀胱屬太陽，藁本羌活是本鄉，三焦胆与肝胞絡，少陽厥

陰柴胡強，太陽〻明并足胃，葛根白芷升麻當，太陰肺經

中焦起，白芷升麻葱白宜，脾經太陰与肺部，升麻兼之白

芍詳，少陰心經獨活主，腎經獨活加桂良

五味化氣

酸
化為木氣本温能收能味肝經苦因火化氣終熱能躁能堅
心藏丁甘始土生化温能閑緩撈從脾行辛自金生氣帶
燥能散潤瀉通肺竅鹹從水化氣寒下走軟堅足腎道
淡之其為五行本運用須之造化訣

周身骨数　人有共三百六十五節

男子自頂及耳并脑後共八片（蔡州人九片）　脑後横一縫當正直下

至髮際別有直一縫

婦人只六片　脑後横一縫當正直下無縫

胸前骨三條心骨一片　狀如錢大項與脊骨各十二節自項

至腰共二十四𩩲骨上有一大𩩲骨

背骨除大椎外二十一日椎下有尾髄骶是自項之大椎

至尾骶共二十三骨也

肩井及左右飯匙骨各一片

男子左右肋骨各十二條八條長四條短
婦人左右肋骨各十四條
男婦腰間各一骨大如掌有八孔作四行樣
男子左右手及臁肕骨邊皆有骨 婦人此骨無 名押骨
男婦手脚骨二段兩脚膝頭各有顱骨隱在其間如大脂
大手掌脚板各五縫
尾蛆骨若腰子仰在骨節下男子者綴脊處凹兩邊皆有
尖瓣如稜角周布九竅婦人者其綴脊處平直周布六竅
大小便各一竅

華蓋　膻中上四寸八分
膻中　横兩乳間陷中
中脘　臍上四寸
氣海　臍下一寸五分
丹田　臍下二寸

関元　臍下三寸
三陰交　踝上三寸
湧泉　足掌心中
天府　腋下三寸
間使　腕後三寸

章門　肘尖盡去一云臍上二寸兩旁各六寸
肩井　肩上陷中大骨前一寸半以指三個按取之中指為穴
曲池　曲骨横頭
風府　項上入髮際一寸大筋内宛宛中
風門　夾脊一寸五分在二椎

肺俞　三椎外一寸五分
腎俞　十四椎外一寸五分
膏肓　四椎外三寸
三里　外膝下三寸

又府穴道

期門　直乳第二肋端取之
日月　在期門下五分
陰交　臍下一寸
會陰　兩陰間近陽物
箕門　在魚腹動脈應手

陰包　在股内膝上四寸
命門　在十四椎中間
腰俞　在廿一椎中

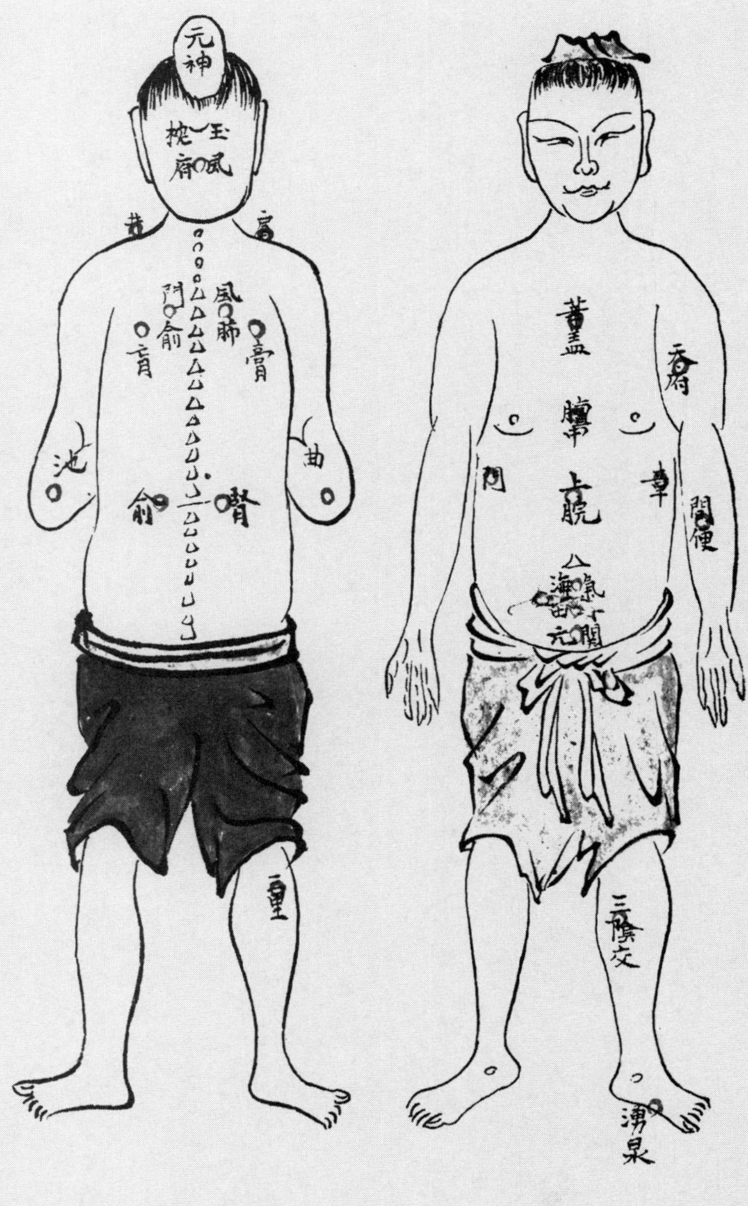
元神
玉枕
風府
井
肩
風門
肺俞
肓
膏
池
曲
俞
腎
三里
華蓋
香府
膻中
門
章
上脘
間使
氣海
丹田
關元
三陰交
湧泉

損傷科

萬應神膏 治跌打腰背痛、四肢麻木、寒湿心痛、痞塊神方、

乳香 没藥 各去油 真阿魏 以上各一兩朵 黃蠟 二兩 春秋一兩 杭粉 廿一兩研篩

射香 卜 東丹 一兩 飛

真麻油 三觔 重秤 入鍋內煎至無沫捘前藥油內煎至油黑藥枯即去渣再入油鍋內煎滾將杭粉七八次漸〻下之再加黃蠟在內用微火煎之將攪藥拌滴藥在水化得員為度老嫩看四季如好下東丹在內離火攪半溫加研細麝香在內攪勻即成膏矣水浸三日聽用

〇〇〇金便散　治跌打將危

歸尾　桃仁去皮尖烘燥　紅花　大黃酒蒸晒干　自然銅銀罐內醋煅以碎為度　乳香去油

沒藥去油　血竭另研　骨碎補去毛酒拌蒸晒干　硃砂　雄黃　兒茶　煅以上各末

麝香五分

各為極細末收貯未絕氣者服三分　酒醬送下過喉即活服

二三助愈

〇〇通身煎方

柴胡錢兩脇疼　牛膝錢足痛　木瓜一錢膝蓋骨疼　五靈脂錢止痛用製　烏藥一錢順氣

紅花錢多則散血少則養血　歸尾錢頭止血身養血尾散血全活血　廣皮錢順氣　青皮錢利氣

茄皮 一钱 去傷止痛　山查 二钱 消食清血　桃仁 二钱 破氣　木通 二钱 利小水　骨皮 半 去热清凉

赤芍 二钱 散血　玄胡 钱 酒製養血 生則活血　香附 二钱 治氣止痛　杜仲 二钱 治腰痛 盐製　桂枝 二钱 手足痛

刘寄奴 一钱 活血　砂仁 二钱 炒去衣 去氣寬胸　降香 二钱 两肋　只壳 二钱 寬胸　木香 钱 下氣脹 两肋痛

鬱金 二钱 两肋痛　荳蔻 钱 胸不寬 焙為末冲用

右方擇症選用之 煮酒三觔 加葱頭十枝煎服

通身内傷去血方

紅花　蓬朮　歸尾　杜仲　茄皮　梹榔　陳皮　厚朴

桃仁　木通　赤芍　枳壳　丹皮　玄胡 以上各钱　甘草 廿

大黄 钱 諸药煎好 再下一二滾即起　水酒各半煎温服

○○收口寶丹

龍骨煅五錢　血竭六分　硃砂二錢　射香三錢　冰片一錢　乳香五分去油　沒藥五分去油

象皮木製法先切塊用砂泥炒軟再切片炒脆用

右方各為細末收貯每乾摻患口

○麻藥

川烏三錢　草烏三錢　生半夏四錢　南星三錢　畢撥一錢　川椒三錢

胡椒三錢　秦椒一錢　蟾酥一錢五分

共為細末酒調敷片時任刀割針穿不痛

○○寬筋散手足傷

烏藥木寸　歸尾木　独活廾寸　防已丆丨　牛膝廾丨　續斷木亍丨　青皮廾丨

鉤藤木　紅花木　秦艽木　廣皮木　茄皮木

右方加姜三片　葱頭二個　好酒煎服

〇〇〇金生飲　治通身損傷亦可合爲散名金生散

歸尾木廾　赤芍木廾　紅花木廾　澤蘭木　茄皮木廾　桃仁木去双仁研

只殼木　廣皮木　甘草二丨

加葱頭二個好酒煎服

上部加川芎木　中部加桔梗木　下部加牛膝木或木廾

或加威靈仙木廾　日久加蒼术木　傷重亦用　痛甚加五靈脂木

或加乳香沒藥各五　內傷重倍用桃仁，重極加生大黃禾，先煎前藥，臨好投入一二滾，取起服。

請理損傷去歸尾、桃仁，加當歸、熟地各禾

有食加麥芽、山查、厚朴各禾半

筋骨痛及感冒風寒，遍身作痛，加羌活、秦艽各禾半

脇傷加降香末禾　腰痛加杜仲禾，或加故紙禾

臂傷加桂枝禾　發寒熱加柴胡、黃芩各禾半

行氣加木香、烏藥，或砂仁、青皮各禾半

收口請理歸、地、芎、炒芍，加參禾

外傷不破，以生節草擦之，或用膏貼

瘡口腐爛先用刘已生鄭草及葱頭煎湯洗净拭乾掺上八宝丹以膏药貼之

日久發腫名曰拳泛須用葱頭切片搗碎炒熱佈於患處上用銅杓盛炭火熨之

凡傷胸背須善攻提以通竅散瘀免拳泛之患不得口傳爲知其訣

桃紅散 止血僻風邪

嫩滑石 煅四两 寒水石 烧二两 小豆粉 一两 即赤小豆炒磨爲末 乳香 去汗 輕粉 各一錢

共爲細末收貯每乾掺如血不止和燈草貼上用帛封固勿令透風以免發腫

○大成湯　治趺打撲傷損或從高墜下以致瘀血流入臟腑昏迷不醒大小便秘及扶後瘀血爲攻肚腸膨脹結胸不能下食惡心乾嘔、大便燥結者、並服之、

陳皮　當歸　蘇木　木通　紅花　厚朴

枳殼二錢　大黄二錢　朴硝二錢

甘草各一錢

右方水煎臨服入蜜三匙不拘時服如服後不行又煎渣服

○調中二陳湯　治前症已服行藥之後當服此方二三劑調之、

陳皮　半夏　茯苓　甘草　枳殼　大腹皮　紅花　川芎

當歸　白芍各一錢　防風　檳榔　黄芪　桔梗　青皮　烏藥

蘇木　枳實　黄芩　柴胡　木香三分

右方水煎加姜三片棗二枚不拘時服

〇〇四順清涼飲 治湯火潑燒熱極、逼火毒入裏或外被涼水所汲火毒内攻致生煩燥、内熱口乾、大便秘實者服之、火瘡腐爛用外科保靈丹熟菜油調敷、湯泡宜挑破敷藥、

連翹 赤芍 羌活 防風 當歸 山梔 甘草各一錢 大黃煨一錢

右方水煎加燈心二十根食遠服

〇落下晨方 即頻落下

烏梅一个 搗碎為丸入口内半響即上

〇〇救急方 治落水自縊跌死心温可救

胆礬 白礬各半為末 木香少許 酒調和挖開口灌下即活

〇〇又方〇〇

自縊　用彈花弓弦双折透入喉再用八厘散酒調灌之即活

水溺　用生桐油半鍾灌之嘔盡清水即活

○人咬傷方　須洗淨

龜板煅末香油調敷或用外科利毒散摻亦可

○猘犬咬　其人頭頂中必有紅髮急拔去

輕者用天南星　防風　共爲末各不卄　酒調服

重者用班毛五个　占米合許　仝米炒黃色去頭足翅酒一碗煎

服毒從小便出待小便清白毒方盡未盡如前再服　數次

用木鱉子仝麦麸炒黃色去麸研細摻上

○○○蛇咬方

大青草（俗名氣殺 即中艸）　半珠簾（即半枝蓮 葉長厚者）　地黃公（即鉄茶匙 向阳岸坡生）

共搗汁煮酒冲服

地黄公又名鉄茶匙生 在向阳近水塝边 莖圓粉紅色 葉緑花水紅色

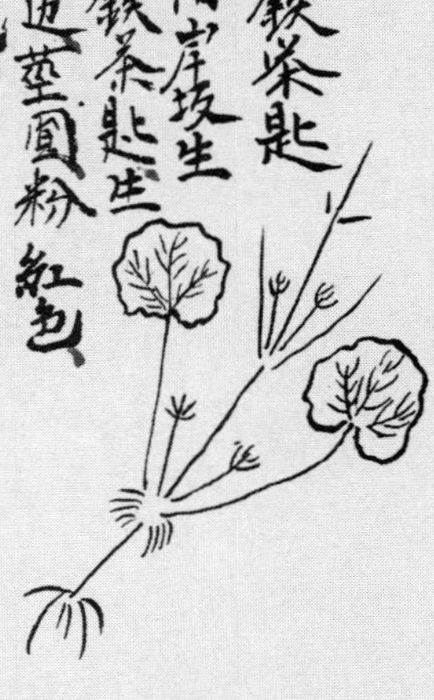

○○大麻風通聖散

當歸二兩（酒洗）　黄栢三兩炒（褐色）　連翹一兩半　殭蚕一兩　甘草一錢　羌活一錢（酒洗）

白芷　牛膝　防風　藁本（各一兩）　沙参一錢　全蝎一錢　蟬腿一兩（去爪）

大赤胡麻二兩（酒洗）多炒　白蒺藜二兩半　懷生地二兩　川芎八錢

酒煎服三貼然後為丸服　如注爛手足拳曲者加大

風子肉連殼一觔（去油）麫和為丸每服早晚三錢　米湯下（忌鹽醋）

○○中風不語方

皂角刺研末　射香少許

和勻吹鼻內

○○史國公藥酒方

當歸二兩酒洗　虎脛骨二兩酥炙　羌活二兩酥炙　華澄二兩酥炙　防風二兩去蘆

秦艽四兩　鱉甲二兩醋炙　松節二兩搥碎　牛膝二兩酒浸　二蠶沙二兩炒過

枸杞二兩炒　加皮二兩飯上蒸　蒼耳子四兩炒研　杜仲二兩炒去絲姜汁　白朮二兩土炒

白花蛇一條酒浸　風藤二兩炒

用好酒一埕煮三炷香服

如渣晒干米粉糊為丸服

○○頭風

香白芷二兩半炒　川芎炒　甘草炒　川烏頭半生半熟各一兩

為末每服一錢　細茶薄荷湯下

○○箭風

川山甲一錢土炒研末　白薇一錢　澤蘭一錢

水酒共煎服出汗即愈

○○○又方

金銀花煎湯即愈

○骨鯁

硼砂含化即愈

〇〇〇痧脹神方

白豆蔻淨一兩　茅山蒼朮淨二兩去皮尖淨米泔水浸洗　子丁香去蒂淨一兩廿腰內藏護燥　射一錢

好木香一兩　真蟾酥一兩黃白色佳燒酒化開息些　各爲細末端午日合

用蟾酥打和爲丸如芥子大　硃砂一兩飛　爲衣陰乾每

服一丸重二三丸水研調下忌半夏姜椒

如孕婦先服砂仁湯再服藥

〇〇三重散治損傷及筋骨疼痛感冒風寒　大小加減

肉桂一兩切片　生川烏二兩切片　生草烏二兩切片

晒燥磨爲細末收貯好酒調服出汗

○堅舉

甘枸杞四兩　川归身二兩酒浸　懷地黃六兩

綿包入埕用熱酒五六壺煮二炷香取示七日後服空心

及將晚飲三五杯見効

○四時双美散

龍骨煅　胡椒　姜黃炒　獐冰　枯礬

各等分為末收貯每津調少許或納户中或塗莖上妙

○槃陰湯

石榴皮　甘菊　各等分煎湯洗妙如女子

○○催生

萬年青子一粒　空心白滚水吞下即産其子男左女右手内死胎在頭頂

急性子焙干研末　○○又方　空心酒調服二錢　勿粘牙

又○方　官桂二錢　牛膝一錢　射廿文　末空心酒調服二錢汗

官桂二錢　射七

○又方　天花粉一　射香四分

牙角二　右用葱汁爲丸如三九作三次入陰户即下

○冷宮丹

白鷄冠花子晒干研末 候經水期至米湯調服下三四錢永無子

○○○益壽廣嗣丸

何首烏二斤竹刀去皮切片二昧用銅鍋酒煮九晒九煮 青鹽一兩炒干 真川椒

補骨脂一兩炒 兎絲子一斤酒煮去絲 牛膝一兩 杜仲一兩炒去絲

馬料豆一斗四兩去蒂揀大體不用

右為末煉蜜為丸桐子大每日服朱不淡鹽水送下

晚服二不

○不醉方

菉豆粉卜　薄荷卜　細茶卜　葛花卜

四味共為末蜜為丸臨醉酒下

〇便醉方

川烏丁　草烏丨　官桂丁　研末飲酒時放在酒內

畧飲便醉

〇〇〇黃疸方

茵陳二兩　乾葛三兩　紅棗半斤

共水煎好去葉吃棗即愈

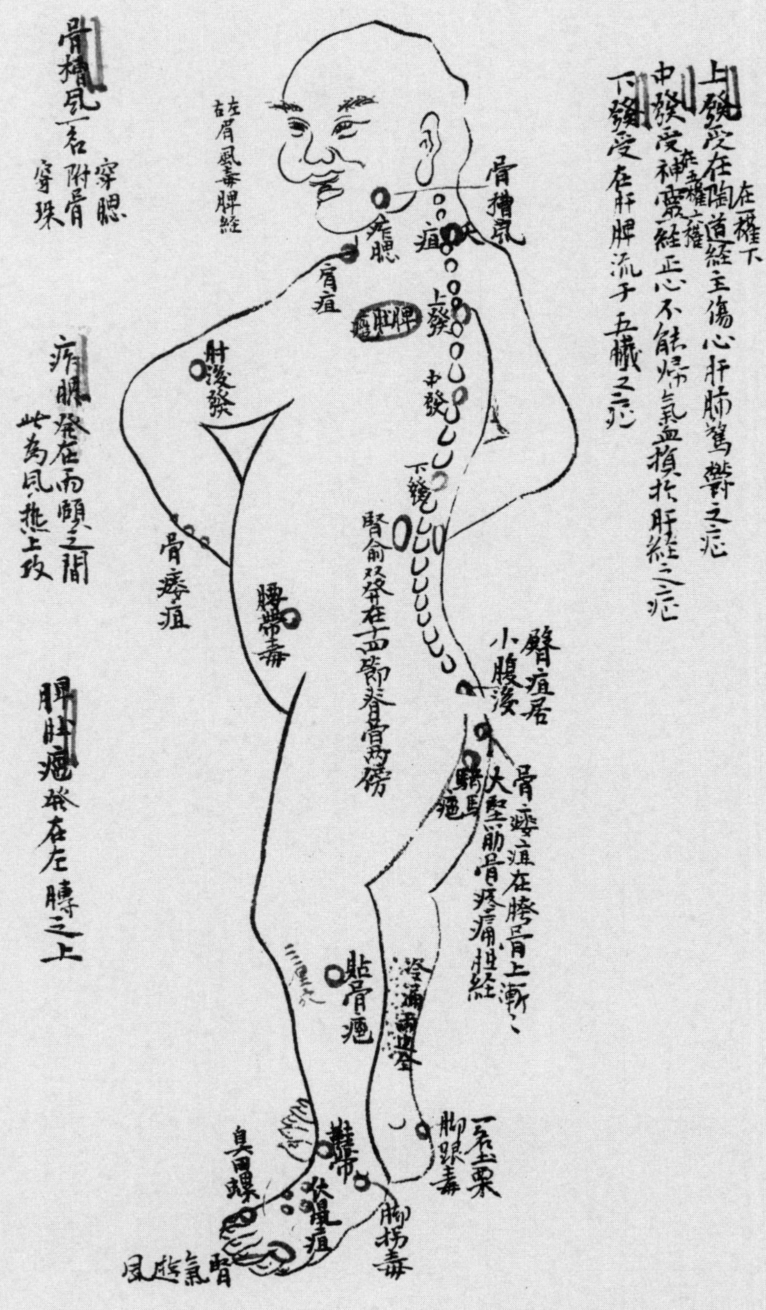

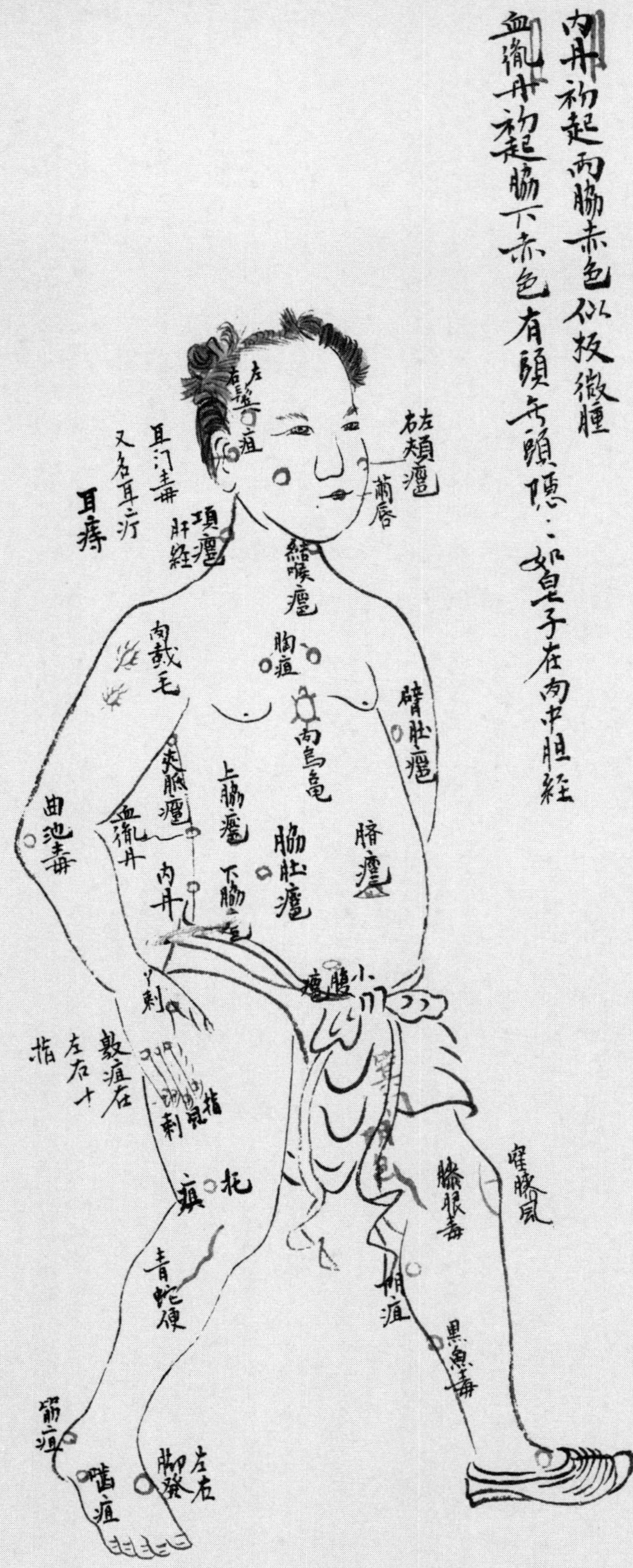
内丹初起两脇赤色似桜微腫
血衚丹初起脇下赤色有頭無頭隱隱如豆子在肉中胆經
左右鬢疽
左右頰瘡
繭唇
耳門毒
又名耳疔
耳痔
項瘡
肝經
結喉瘡
肉裁毛
胸疽
臂肚瘡
南烏龜
夾脈瘡
上脇瘡
曲池毒
血衚丹
脇肚瘡
臍瘡
内丹
下脇瘡
小腹瘡
剌
數疽左
左右十
指
剌
托
膝眼毒
膝風
青蛇便
附疽
黑魚毒
脚發
左右

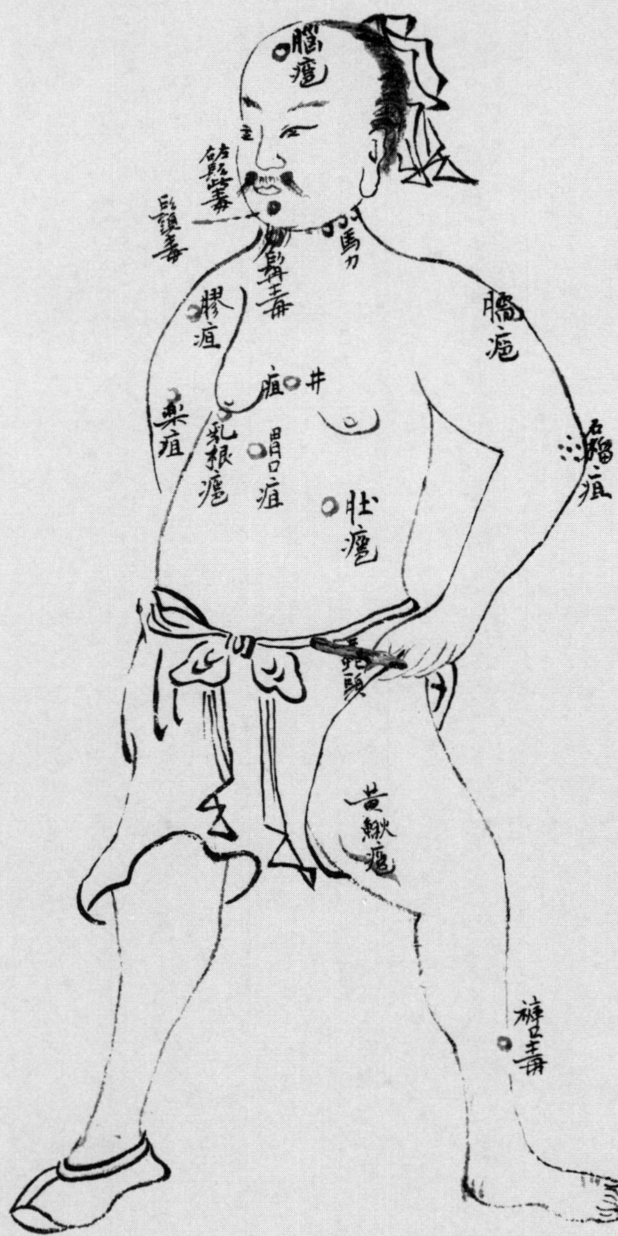
腦疽
馬刀
井疽
乳根疽
胃口疽
肚疽
石榴疽

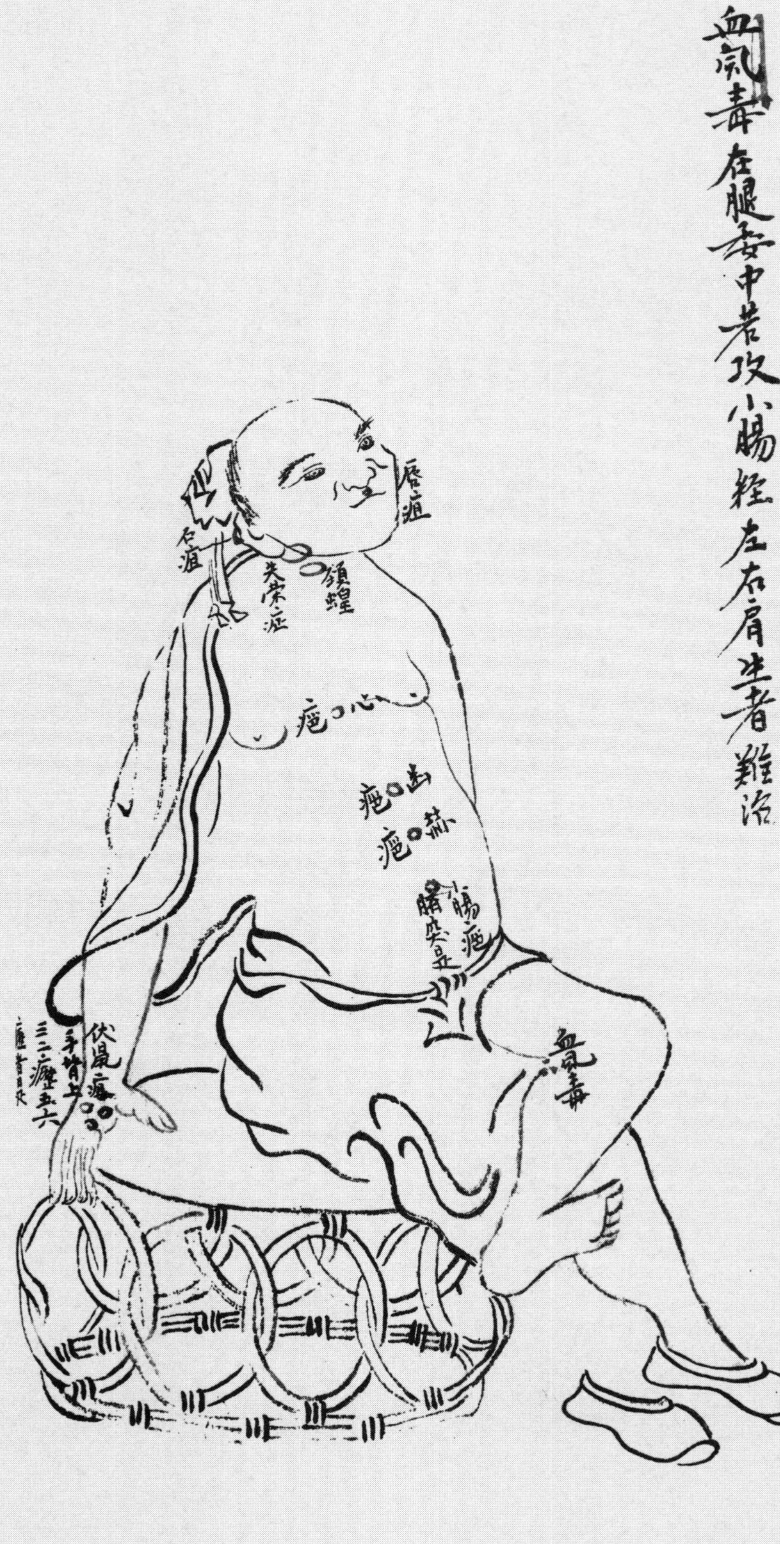
血氣毒
在腿委中若攻小腸經左右肩生者難治
唇疽
石疽
失榮症
頷蝗
心疤
小腸疤
伏鼠瘡
手背上
血氣毒

老鼠攢又名遊血脾癧生于脇背之間狀如鼠形大小不一

赤瘊瘡遍身點子

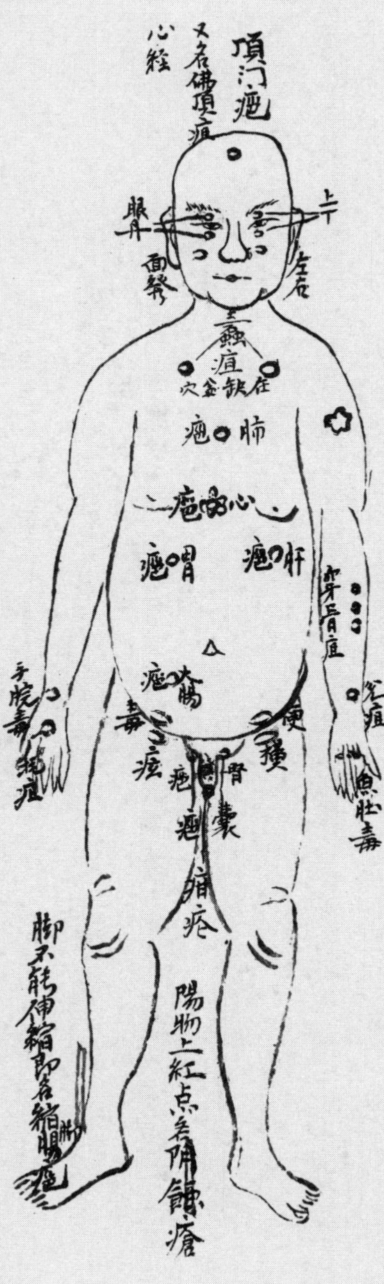

黄瓜癰長尺餘高起三寸上頭尖謂之逆下小者順

脑後蜂窠流于兩肩难治

左右三搭受在五藏六府七情所傷肺肝二經

天疽鋭毒在耳後一寸二分

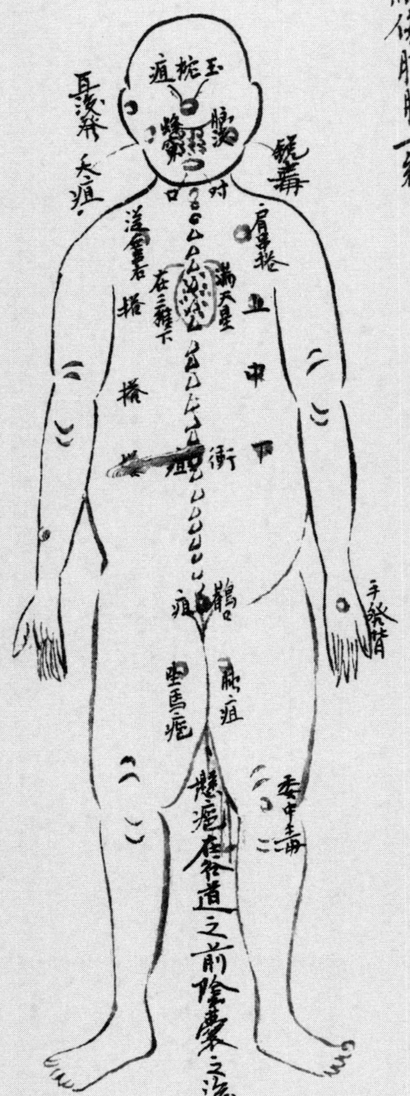

乳癖又名乳疱，有兒為外吹，有孕為內吹

乳栗如番花石榴，如血盛可治

乳岩如小山石，如栗，日久如栗者未破猶可，如破難治

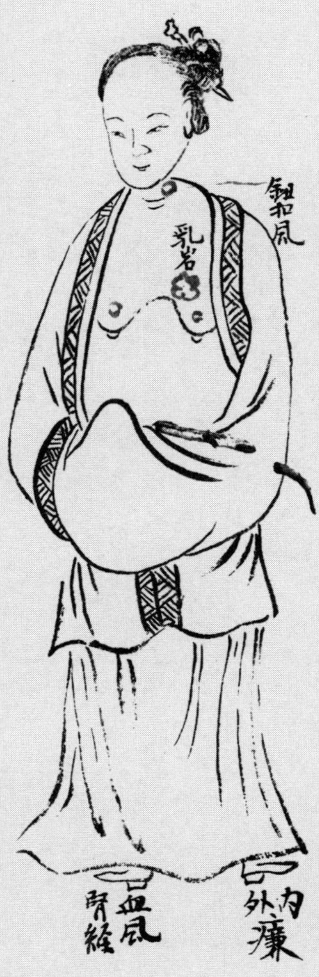

牙疳　牙根黑爛

赤遊丹　紅如雲形

胎毒　蓋母受胎之時多食生冷胡椒姜蒜熱毒等物

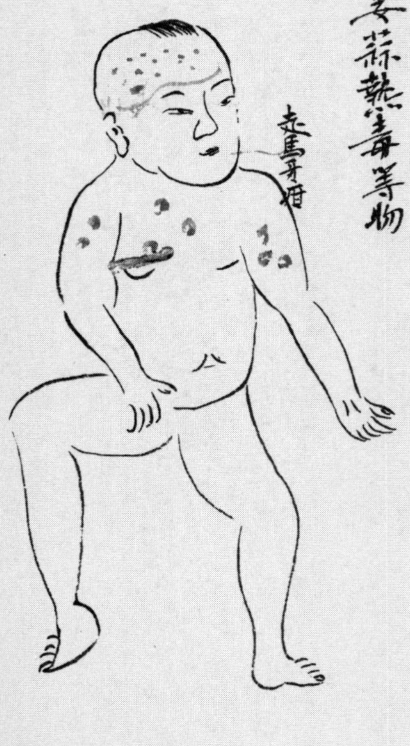

癰疽諸症瘡名十律

○其一

背之左右謂疽癰　手膀肩臂亦相同
肺疽居右癰居左　蜂窠左右近喉嚨
耳後右為銳毒看　夭疽左耳後相逢
左右兩肩名搭手　井疽正發在心中

○其二

流注牽藤六七成　發於心上止臍平
脇疽生在脇肢下　陰疽大體近箕門

穿踝疽穿姑拐下
左為便毒右魚口

○其三

肩下臑癰脇下疽
當脉兑疽君可記
紅絲疔從手上起
腎疽當腎生左右

○其四

離臍四寸為嚇癰

腳氣原來腳底生
鶴膝風從膝眼成
喉嚨上下氣癰醫
三寸相離穿骨基
蛾子喉風口内隨
三厘穴發附陰疽
再高三寸號幽癰

腸癰還從臍突起，胃疽乳上心肺中。
合谷一疔名虎口，蛇頭魚肚指頭逢。
腦後一疽名玉枕，莫作如常一樣同。

○其五

肩疽臬疽居右手，石榴離肘上三分。
左玄陰（横一痃）右襠疽發，咬骨陰包穴上生。
淵疽臂上腿附骨，佛頂疽生腦頂門。
人世毒瘡當切記，敢交患者即安生。

○其六

顴骨為疔唇上疽　鬢邊所發亦疽醫
眉中凤眉傍侵腦　黑疔耳内不為奇
鼻内生疔當速療　透腦原来際髮基
眉尾瘭疽能大毒　頰疔魚眼近腮齊

○其七

馬刀瘰癧氣癭疮　一一氣生来在頸項
虎毒龍泉唇上下　對口原来髮下藏
牙根唇上瘪莫異　牙下生之疽一行
項牙縫突為疔治　休作人間容易瘡

○其八

心肝脾肺腎癰疽　當看胷中穴道医
更有黃頭并白泡　發在定處速如飛
左為坐馬右下馬　尾骨頭尖鸛口疑
此物殺人能致命　火急攻醫切莫遲

○其九

婦人之乳有數種　高腫為癰堅硬疽
還有乳岩真惡症　腫如頑石破如壚
鈕扣之風生頸項　裙帶風疮脚下需

又有湿濂瘡等疾　總生下腿上安居

○其十

嬰兒走馬爛牙疳　黑腐沿閭臭不堪
赤遊丹毒渾身到　鵝口瘡苦滿口漫
風瘡奶癬多搔痒　血灌膿窠痛久安
還有心脾胎熱症　口疳重舌一般看

○逐日人神所在不宜針灸

凡一 足大指 鼻柱 手小指

凡二

凡三 股内 牙齒 足股肝

凡四 腰 胃脘 手陽明

凡五 口舌 遍身 足陽明

凡六 手掌 胃 脑

凡七 内踝 氣冲 膝

凡八 手腕 腹内 陰

凡九 尻 足 膝脛

凡十 腰背 内踝 足趺

○十二時人神歌

子踝丑腰寅在目　卯面辰頭巳手熱

午胸未腹申在心　酉背戌頭亥股續

○尻神歌

甲不治頭乙耳喉　丙肩丁背與心求

戊己腹脾庚腰肺　辛膝壬當腎經收
癸日不宜針手足　十干不犯則無憂

○五善

動息自然　飲食知味　膿潰腫消　大小便利　語声清朗

神采精明　色鮮不臭　體氣和平　五善見三　可保安寧

○七惡

煩燥時嗽腹中痛　面目四肢悉浮腫　声嘶色惡唇鼻青

肩背不便四肢重　泄瀉作渴皆無度　氣喘短粗常嗜卧

黑睛緊小白睛青　目視不正飲食吐　毒加腫痛瘡口黑

小便如淋溺常澁　此為七惡見四危　性命其間難保得

○急治餘症法

一病人雖患瘡瘍症或泄瀉或出汗或不進飲食或宿不寐宜先治之内症得愈則外症易全矣此乃急則治其標也膏圜二藥所前用之不可缺

用藥加減法

一古人處方立法本自不同藥不執方合宜而用旋為加減量老少虛實斟酌下藥切不可膠柱鼓瑟凡引經之劑再不可缺少隨機應變之法當以意消息之

割取腐肉法

一凡取腐肉先用猪蹄湯洗净以去其垢方見新舊之肉看其

果潰爛者用鉤摘定輕手徐徐忍臭氣割之切不可悞傷新肉以致鮮血淋漓切勿急躁多加工夫割取畢摻利毒散外用膏藥貼之明目如前凡患背瘡切不容他仰卧若仰卧則瘡頭陷矣其欲生也得乎

○膽導法 凡病人大腸乾燥用此法治之

用猪胆一枚胆口中放蘆管一根麦管亦可其一半芦管插入肛門逞勢一捻其胆汁沖入肛門大便即行矣

外科

合太乙膏 治癰疽一切等症

麻油一觔 歸身二兩 生地二兩 甘草一兩

共慢火煎好去渣再煎滴水成珠入黃丹六兩飛過為末 杭粉二兩研末

慢火熬成珠取起少傾入白占黃蠟各一兩 攪勻入研細乳香

沒藥各末或不去油先同煎末共煎 又攪勻聽用或去渣後加熬过极油二兩即猪油

神仙碧玉膏 治爛腿

輕粉一兩 杭粉一兩 乳香 沒藥各去油各二錢 獐冰二錢 雄猪油五兩

煎洋先下乳香沒藥煎枯去渣後入白占末 熬化盛鉢

内入前藥和匀入冷水内片時取起臨用攤貼

○○化腐紫霞膏　咬頭去殼

輕粉　草麻仁各研末　血竭末　巴豆仁研末　朝粉末　金門砒廿寸

生螺螄肉二个晒干為末　各為末研和入磁罐內收貯臨用仝膏藥油

為丸放膏藥心貼之則破如毒成漏有管用損傷膏藥

作紙條撚成線滚上紫霞膏插入其患處每日煎伍倍子

水洗之再插藥倘瘡口有瘺肉凸出以利毒散摻上再用

膏貼蓋一日一換至知痛後止收口用八寶丹

○○去腐肉烏雲膏　大瘡瘀腐肉不去用此

巴豆一両炒黒研　乳香　沒药各去油一両為末　用香油調收貯每塗膏上貼

○○太素膏凡瘡不能收口是元氣虛急投大補湯為托外用此

輕粉二錢　冰片一分　為細末用猪脊髓搗勻調攤膏貼之尅日取効

○○敗毒散治小毒

歸尾　銀花　赤芍　白芷　花粉　連翹以上各一両　防風　荊芥

柴胡各等　生大黄　甘草各二錢

共為末水法為丸每服二錢　酒下不丸亦可

○○○保安丹

烏金散 為末 收貯

黃金散 為末 收貯 二味每並用

如火症須黃多加腫毒用滴醋調圍

疔瘡用雞蛋清調圍

爛腿及湯泡火燒熟菜油調敷

天泡瘡火丹芭蕉葉汁調敷

如意金黃散

花粉 八兩　大黃　黃栢　姜黃 各四兩　白芷 二兩半　厚朴　甘草

陳皮　蒼朮　南星 各一兩六錢

共為末治法仝前　收貯勿令走氣

合寶丹 生肌止痛

乳香　沒藥 各去油　辰砂 各末　血竭　輕粉　兒茶 煅　赤石脂 煅各末

象皮三錢 菜油焙 或損傷入八寶丹製法 冰片一錢 少許 或加漂硝三錢

共末研無声為度 每用摻少許 如收口漏管用紙為條捲入

○○玉紅散 生肌

嫩石膏 煅二兩 東丹 飛過一錢 共收貯每摻之

合○○○利毒散

嫩滑石 不拘多少 煅為末 加雄黄末少許 以粉紅色為度收貯每摻少許

○○二虎散 治一切無名腫毒及內外癰疽消膿血從大便出

牛皮膠四兩切片土炒　大川山甲二兩炒　共爲末外用洗貼
歸尾三錢　連翹　只殼　柴胡　皂刺炒　白芷各三錢
共酒煎去渣濾滑藥汁調前二味三錢　空心服加蔥頭三枚
合〇〇七虎散大毒难成膿服此
生地　熟地　川連　南桂　黄芩　當歸
生大黄各三錢細切片一滚即起　如毒上部加川芎三錢　中部加桔梗三錢
下部加牛膝三錢　如夏天南桂減半　冬天黄連減半
用甜熟酒煎服要取瀉三次粥湯止如服後竟日不瀉再
煎服二鋪

護心丹 服此免毒攻心

菉荳粉 四両 乳香 一両 硃砂 一錢

共為末甘草湯下 一錢 三服無虞

蠟礬丸 解毒

黃蠟 二両 明礬 三両 為末 先洋化蠟入礬和匀煅熟水內趂熟為丸

雄黃末 少許 為衣每服二十丸酒下注後服尤妙

四味飲 陰毒無膿用此加入劑內

當歸 [illegible] 金銀花 錢 黃芪 錢 甘草 炒 [illegible]

煮酒煎服

△〇〇〇真人活命飲　初起服

白芷　天花粉　甘草節　土貝母去心　赤芍　乳香　歸尾成不用　酒洗　各錢

皂角刺散不用　金銀花各錢　陳皮錢半　防風去芦　沒藥半　川山甲散不用　三大片　沙炒

在上部加川芎　中部加桔梗錢　下部加牛膝錢

在四肢金銀花為君　在背皂角為君　在腹膜白芷為君

在胸次加瓜蔞仁錢　疔瘡加紫花地丁錢

乳毒山甲為君加蒲公英錢

每用加葱頭二個酒煎溫服三服消

〇〇卒肌內補飲　收口用

白芍刀 甘艸三丁 生地刀 官桂三丁（老人用） 陳皮廾丁 香附廾丁（女人用）
白芷三丁 人參七丁 川芎𠂇丁 白茯苓八丁 歸身木廾丁 黄芪木
白术木 加大棗一枚 煨姜一片 水煎服
如渴加五味子七粒 發熱加柴胡廾丁 黄芩甲
惡心加藿香刀 木香刀 煩燥加麥冬𠂇丁 遠志廾丁
有痰加半夏七丁 小便不利加赤茯苓木 麥冬𠂇丁

〇乳癰〇乳岩〇乳癖〇散

葫蘆芭子二刃 川山甲一刃（煅存性） 為末 每服一木 酒下

〇又煎方

青皮八分　蒲公英　地丁　木通　澤蘭　連翹各一錢半　麥芽一錢

廣皮一錢　葫蘆芭研　金良花各一錢　瓜蔞半個　甘草一錢　熟石羔黑弱者用一錢

加橘葉四五片　水煎服

肺癰方

薏仁米　貝母一錢半　甘草節一錢二分　桔梗　金良花一錢　白芨各一錢

陳皮一錢二分　甜葶藶微炒八分　綿黃芪炒一錢半　加薑三片　水煎服

初起去黃芪加防風　注後加人參一錢　如久不斂加檀樹皮一錢

又方

款冬花去梗一錢半　甘草一兩八錢　梗桔二兩　苡仁一兩　作八帖水煎服

○○○化痞金丹

蘿蔔子二两炒　陳香圓一兩炒　神麯一兩炒　砂仁五錢炒去衣

共為細末每服一錢白湯下

○瘰癧膏

麝香一錢　血竭一兩　全虫半斤　龍骨三錢煅各　白荳蔻　硃砂各一錢

川芎三錢　輕粉五錢　乳香　沒藥各去油一錢　砂仁三錢炒去衣

各為細末用荔枝肉搗勻再搗成膏貼

○煎方採用痰瘻核瘇皆治

甘草一錢　黃芪一錢　當歸一錢　連翹一錢　射干　花粉一錢　柴胡一錢　昆布一錢

白芍钱　龍胆草钱　黄芩钱　元参钱　羌活钱　桔梗钱　陳皮八分

牛蒡子钱　升麻七分　薄荷八分　知母钱　貝母钱　海藻钱　夏枯草钱半

青皮钱　水煎服

△○○○痔瘡丸方

揀淨槐花二斤炒為末約九兩　廣膠四兩煮爛四碗煎淨去沫脚或切片沙炒為末為丸

右花末入内搗勻如梗加添為丸空心服鹽湯下

○○煎方採用

当归钱半　生地钱　白芍钱半　白术钱半土炒　黄芩钱炒　黄連钱　升麻七分

枳殼钱　槐角钱炒　地榆钱半　荊芥钱　川芎钱　連翹钱半　黄柏钱

水煎服

○洗方

陳香圓一个 大黄一两 共煎滚放瓶内烘洗

○腸風下血方

槐花一两 白芷、一钱 只壳一钱 黄連一钱 黄芩一两 荆芥一钱 地榆一钱

烏梅三个 五倍子一钱

水添各一碗，煎至八分，空心服

△○○○癬瘡油 膿窠皆治

黄𦬁 大風子肉 研𦬁 先將二味入鮮猪油煎黑色去渣，再入輕粉一两

明礬半錢　樟腦二錢　調勻每用指醮少許擦之內服消風散

○○消風散採用

當歸一錢　生地一錢　丹皮一錢　防風七分　蟬腿一錢　殭蠶一錢　知母一錢　苦參一錢

胡麻一錢　荆芥一錢　赤芍一錢　銀花二錢　連翹錢半　白蒺藜一錢　牛蒡子一錢

甘草三分　黄栢一錢炒　蒼朮錢半炒　加葱頭二個水煎服

○流火膏

生姜連皮取汁一碗　葱連根取汁一碗　廣膠半斤切片　用慢火熬成膏待溫入射

香三分　用青布攤貼痛處

○煎方

大紅花　金良花各等分　酒煎不時服

○○藥酒方兼治筋骨疼痛

天麻　牛膝　茄皮　薏苡仁　蒼朮　白鮮皮　牛旁子

南星　姜炒　獨活　虎骨酥炙　秦艽　木瓜　防己　牛膝

桑寄生　蘋梗各採用等分　好酒十觔煮三炷香　早晚服

○○偏墜方即大小子

鬼饅頭燒存性為末　每服一錢　空心白湯調下

○又方

大茴　小茴　荔枝核　橘核　川練子各等分　水煎服

明雄黄云半錢 斑猫六个

黑狗脊齊半錢 寒水石三錢燒痛

蛇床子炒半錢 硫黄火半錢

分爲西易豆

此頁夾于第二三〇頁與第二三一頁之間

○癬方

硫黄一两　白礬二两　共研末攪匀杓内熬黑色要烟尽為度候冷研末用秃菜根打爛取汁一鍾再加酒漿一鍾对冲調匀藥敷

○楊梅瘡日升藥（如升疔瘍加些冰片或入八宝丹内長肌用火在上降下即名降藥化腐吹頭去漏管用）

提硝一两　明礬一两　水艮朱　共为末佈在鍋内用粗碗一隻（内以生姜擦遍）盖定紙條沿密碗縫再加塩泥封固勿令出烟文武火昇三炷香為度取起刮下碗上昇藥將紅紙包好放在腐内水煮一炷香陰干研末收貯每用昇藥七　雄黄末廿

飯搗爲丸作七日服空心甘艸湯下其粜丸如萝蔔子大每日煎土茯苓湯飲忌茶

○○煎方

土茯苓爲君 餘與消風散仝

喉症

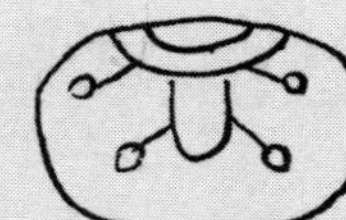

纏喉風腫者是　針

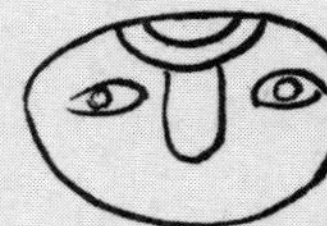

横蛾頭在中　針

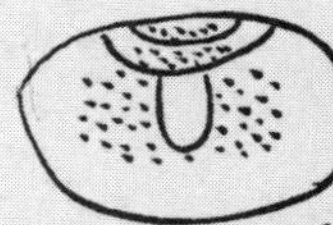

喉癬为外皆白者是

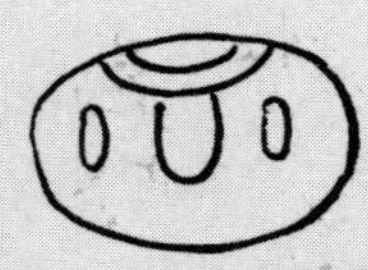

竪蛾　針

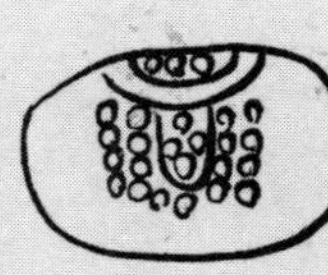

喉珠一珠一針

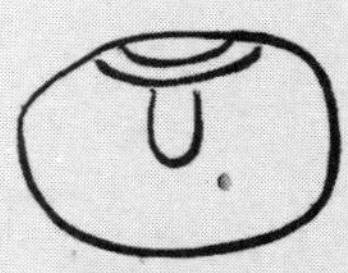

喉花兩边腫脹者是

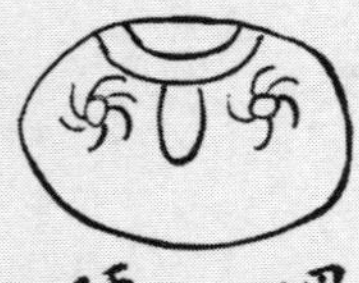

塊栗蛾花堅
硬者是　針

合○○青袍散

黄連末亍　薄荷亍　硼砂木　青黛亍　人中白木煆　枯礬寸
雄黄牛　冰片亍　各研細末和勻收貯每用吹

合○○煎方採用　黑參木　花粉木
桔梗木　黄芩木　連翹木牛　梔子木　防風木　荆芥木　鼠粘子木
良花木　薄荷木　乾葛木　升麻七　山豆根木　射干木　黄柏木

甘草ミ 甚者用黄連廿 加燈心ミ 或加竹葉十片

水煎服

點方

吹嘴口痱末方

青黛飞　黄柏一钱　黄連一钱　硼砂一钱　冰片三分

青鹽三钱　兒茶一钱

黄蘗一钱　薄荷三钱

冰片三分　黄連一钱

此頁夾于第二三八頁與第二三九頁之間

眼症

○○點方

爐甘石八两羊腦色者佳用童便浸数次　地栗三斤磨粉晒干八两　白甘菊四两　歸身朱

黄栢一两　木賊一两去節　羌活朱　黄連朱另煎去渣和入

右藥先煎数沸待膿去渣和入黄連汁將甘石入内收乾同地栗粉研極細末收貯每用以銀簪脚粘水醮藥少許點角眼内至天明方開眼

○○明目地黄丸

熟地八两酒煮　山萸肉四两　山藥四两　丹皮三两酒拌　茯苓三两　牛膝三两

澤瀉二兩　北五味二兩　麦冬二兩　杜仲二兩鹽水拌炒　棗仁二兩　遠志肉二兩甘草水浸半日　枸杞二兩

甘菊二兩　煉蜜為丸如桐子大每服二錢　白湯空心下

◎◎煎方採用

甘菊一錢　羌活一錢　木賊一錢　黃連三分　荊芥一錢　防風一錢

當歸一錢　生地一錢　白芍一錢　蔓荊子一錢研　黃芩一錢　川芎七分

薄荷一錢　玄參一錢　山梔一錢　甘草三分　加燈心二十　水煎服

◎◎風火眼洗方

薄荷　大黃　赤芍　防風　甘草　山枝　當歸　川芎各等分

水煎烘洗　或加甘菊

○○又方

羌活各等分、銅青等分、枯礬少許、防風

各為末燒酒煎澄清去脚洗

牙疳

合○○烏梅散 兼治鼻痔、

黄熟香 甜者切枣子大 烏梅 飯上蒸去核 將烏梅肉裹香在內捏緊炭火內燒烟盡取起碗蓋存性研末加冰片少許再研極細收貯每用吹

○○煎方与喉症同

牙瘡治法同、瘡瘍

合○○烏梅散 治耳疔

枯礬 不加冰片少許 共研末收貯每先用紙撚去膿再吹

之

○○白龍丹　治漏脳火牙

獐氷　碟盛茶鍾盖塩泥封口火灰上朴一炷香取下為末收貯　漏脳吹之　火牙點之

○○牙痛方

明硼砂（蚕豆大一塊）　咬痛處化盡硼砂涎流滿地數次含之即愈

○風火牙痛煎方採用

細辛廿　白芷廿　防風七　荊芥七　羌活不　石羔（煅七）

黄芩不　赤芍不　連翹不廿　薄荷不　甘艸三

加燈心一 水煎服

○蟲牙痛煎方

生地三錢 茯苓一錢半 丹皮一錢半 澤瀉一錢半 山藥三錢

牛膝三錢酒洗 知母一錢半鹽水炒 水煎服

保產良方 又名回生丹方論

渭氏抄記

新安柯集菴曰回生丹保產之仙方也數年前有脩合施人者臨產服一丸坦然快便不覺其功但聞製藥時必先齋戒虔心發願普濟然後擇一淨室如法遵行同學馬禹琛又在吳門製六百餘丸蒙以十丸見贈余歸即隨手與人癸丑冬日有一難產者子死腹中余聞而急簡笥中尚一丸送與服之死胎立下母命獲全人咸驚嘆余遂發心即日修製廣施迄今丙辰業已四載其間產中艱難諸症無不立效但此方不知始自何人徧簡方書唯萬病回春有之記云長葛孫全亭經驗較余所傳之方尚有所缺製法湯引亦未講明余特為詳述之列方於左

回生丹

錦文大黄 乙斤為末　蘇木 三两打碎 河水五碗煎汁三碗听用

大黑豆 三斤 水浸取壳用絹袋盛壳同豆煮熟去豆不用將壳晒干其汁留用

紅花 三两炒黄色入好酒四碗煎三五滚去查存汁听用　米醋 九斤 陳者佳

將大黄末一斤入淨鍋下米醋三斤文火熬之以長木筯不住手攪之成膏再加醋三斤熬之又加醋三斤次第加畢然後下黑豆汁三椀再熬次下紅花汁熬成大黄膏取入瓦盆盛之大黄鍋粑亦鏟下入後藥同磨

人參 二两 减半亦可　當歸 两 酒洗　川芎 两 酒洗　香附 两 醋炒

元胡索 两 醋炒　蒼术 两 米泔浸炒　蒲黄 两 隔紙炒　茯苓 两

桃仁 分去皮尖油
川羌活 五錢
青皮 三錢去穰炒
木香 四錢八
馬鞭草 五錢
三稜 五錢醋浸透紙裹煨
山茱萸肉 五錢酒浸蒸爛爛入藥晒

川牛膝 五錢酒洗
廣橘皮 五錢
白朮 三錢米泔浸炒
乳香 二錢
秋葵子 三錢
五靈脂 五錢醋煮化焙干研末

甘草 五錢炙
白芍藥 五錢酒炒
烏藥 三分半去皮
没藥 二錢
懷熟地 一兩酒蒸如法製就

地榆 五錢酒洗
木瓜 三錢
良姜 四錢
益母草 二分

右三十味并前黑豆殼共晒干為末，入石臼內，下大黃膏拌匀，再下煉蜜熊乙斤，共搗千杵，取起為丸，每丸重二錢七八分，於靜室陰干，須二十餘日，不可日晒，不可火烘，干後止重二錢有零，鎔蠟護之，所謂蠟丸也。用時去蠟殼，調服，其湯

又各有所宜開列於左、

一臨産用參湯服一丸則分娩全不費力、如無參用淡淡炒鹽湯論曰凡胎已成子食母血足月血成塊謂之兒枕、將産兒枕先破血裹其子、故難産、服此丹逐去敗血須臾自生横生逆産同治○亦有因氣血虛損難産者、宜多用人參

一子死腹中因産母染熱病所致用車前子一錢煎湯調服一丸或二丸、至三丸、無不下者、若因血下太早子死、用人參車前子各一錢煎湯服、如無參用陳酒少許煎車前湯

一胞衣不下用炒鹽少許泡湯調服一丸或二三丸即下、

一産畢血暈、用薄荷湯調服一丸即醒、

以上四條乃臨產緊要關頭，一時即有名醫措手不及，起死回生此丹必須預備。

一產後三日血氣未定，還走五臟，奔充於肝，血暈起止不得，眼見黑花，以滚水調服此丹即愈。

一產後七日血氣未定，因食物與血結聚胸中，口乾心悶煩渴，滚水下此丹愈。

一產後虛羸，血入於心肺，熱入於脾胃，寒熱似瘧，實非瘧也，滚水下此丹愈。

一產後敗血走注五臟，轉滿四肢，停留化爲浮腫，渴而四肢奄寒，乃血腫，非水腫也，服此丹愈。

一產後敗血熱極中心煩躁言語癲狂非風邪也滴水服此丹
一產後敗血流入心孔閉塞失音用甘菊花三分桔梗二分煎湯
調服
一產未滿月誤食酸寒堅硬之物與血相搏流入大腸不得尅化
泄痢膿血用山查煎湯調服
一生產時百節開張血入經絡停留日久虛脹酸疼非濕症也用
藕梗三分煎湯調服此丹
一產後月中飲食不得應時兼致怒氣餘血流入小腸閉却水道
小便澁結溺血似雞肝用木通煎湯調服此丹又或流入大腸
閉却肛門大便澁難有瘀血成塊如雞肝者用廣皮三分煎

湯調服此丹、

一産後惡露未淨、飲食寒熱、不得調和、以致崩漏、形如肝色、潮熱煩悶、背膊拘急、用白朮三分、廣皮二分、煎湯調服、

一産後血停於脾胃、脹滿嘔吐、非翻胃也、用陳皮煎湯服、

一産後敗血入五臟六腑、并走肌膚四肢、面黃口干、鼻中流血、徧身斑點、危症也、陳酒化服此丹可愈、

一産後小便澁、大便閉、乍寒乍熱、如醉如痴、滚水調服此丹、

以上十三條、皆産後敗血爲害也、故此丹最有奇功、至産後一切異症、醫所不識、人所未經、但服此丹、無不立安、一丸未應、二丸三丸、必効無疑、

胎前常服此丹，壯氣養胎，滋陰順産，調和臟腑，平理陰陽，更為神妙。室女經閉，月水不調，衆疾並效。

○○○達生編産後採抄要緊一二防惡血衝心肝脾之患、

一産後上床宜高枕靠墊，勿令睡下，膝宜豎起，勿伸直，隨飲熱童便一盞，只宜閉目静養，勿令熟睡，恐倦極熟睡，血氣上壅，因而眩暈，然不宜高聲急叫，以致驚恐。

一四壁宜避風，不問有病無病，有痛無痛，俱用熱童便和熱酒各半，每次一杯，一日三五次，三日而止，酒亦不

宜多若無大病只是如此不必服藥

一產後宜用鐵秤錘或溪中白石子燒紅入醋氣入鼻以免血暈且以斂神氣又能解穢每日三四次亦三日止

一或有惡血衝心血暈昏迷而悶不省人事者用韭菜一把切碎放有嘴壺瓶內以熱醋一大碗灌入密扎口扶起病人以壺嘴向鼻遠遠熏之

一胎死腹中只宜用佛手散服之自下或不下再用

平胃散加朴硝二三錢能合化下極易耳古人立法各有精義且經屢驗不吾欺也而用奇方怪藥以僞毋命

佛手散　治六七個月後因事跌磕傷胎或子死腹中疼痛不已口噤昏悶或心腹飽滿惡血上衝心者服之生胎即安死胎即下又治橫生倒產再產後腹痛發熱頭疼逐敗血生新血能除諸疾

當歸五錢　川芎三錢　水七分酒三分同煎七分如橫生倒產子死腹中者加　黑馬料荳一合炒熟乘熱淬入水酒加童便一半煎服少刻再又服

平胃散
蒼朮（米泔炒） 厚朴（姜汁炒） 陳皮 甘草（炒） 三味各二兩
甘草 [illegible]
生化湯 治產後兒枕痛及惡露不行腹痛等症、
當歸錢 川芎錢 炮姜五分 桃仁十粒（不可多，去皮尖） 甘草（炒）五分
水一鍾 童便一鍾 煎服（若惡血已行腹痛已止減去桃仁）
再多服數服不妨、
華陀愈風散 治婦人產後中風口噤手足抽掣、
及角弓反張或產後血暈不省人事四肢強
直或心頭倒築吐瀉欲死、

荆芥穗去梗不用　三錢同童便煎放微温口噤撬手灌之灌牙不開鼻中其効如神、

一胞衣不下、或問胞衣不下何故曰總是臨盆早之故當產之時骨節開張壯者數日而合怯者彌月方合今不待其開而強出之故胎出而骨眼隨閉以致胞出不及耳　附方

乾荷葉一張滾水一沖即服即下、如煎者則不效、

樹滋堂原本

汪渭陽杜撰

○瘡瘍初起湯歌

真人活命金銀花　防芷歸陳甘屮節
土貝天花兼乳沒　穿山角刺葱酒煎

○癰疽難成難散湯歌

七虎散內生熟地　川連南桂黃芩歸
夏減南桂冬減連　酒煎加入生大黃
一滚取服須令瀉　不瀉再煎二鋪嘗
未成即散已成注　止瀉另覓冷粥湯

○腹内癰疽湯歌

二虎再用歸尾翘　枳壳柴胡皂角炒
白芷加葱酒煎濾　調和二味空心服

○洗瘡口湯歌

猪蹄湯煎羌甘草　赤芍黄芩白芷歸
银花蜂房葱頭共　洗净污膿即長肌

○補托湯歌

補血芎歸芍地黄　補氣參术茯甘艮
合用另加炙黄芪　一枚大枣煨生姜

用藥訣

大法　去風　活血　行氣　解毒

未成則散用

已成則托用

去風用

活血用

行氣用

解毒用

歸尾錢 散血　連翹錢半 消毒

黃芪錢 生托裏　當歸錢半 活血　山甲三片 排膿

角刺錢半 撮頂

防風錢　羌活錢　秦艽錢

當歸錢　澤蘭錢

只殼錢　陳皮錢　烏藥錢

銀花瘡疽三錢 為君　連翹錢　土貝錢半　漏蘆錢　赤芍錢

地丁　疔毒木　為君　蒲公英　乳毒木　為君　土茯苓　梅瘡中木　為君

破氣用　枳實木　檳榔木

消痞積　蓬朮木　山稜木

紅腫焮痛為陽毒用涼藥　黃連　瀉心火中　黃芩　瀉肺火木

漫腫不痛為陰毒用熱藥　梔子　瀉屈曲火木　玄參　瀉無根火木

全蝎　以毒攻毒二分　肉桂　回陽中　附子　回陽中

敗膿不去用　白芷　排膿木　亦用

惡心嘔吐用　藿香木

不進飲食用　穀芽末　神麯末

消食用　麥芽末　山查末　厚朴末

寒熱往來用　柴胡末廿　黃芩末廿

去痰用　川貝肺癰亦用末　半夏去脾經痰末　花粉消痰亦用末廿　桔梗肺癰亦用末

止渴用　花粉末　乾葛末

利小便用　木通末　車前末　赤茯苓末

止瀉用　只殼末　澤瀉末

咳嗽用　前胡末　杏仁末　蔞仁末　桑皮末　橘紅末
百合末　金沸草末

發表用　紫蘇木卄　麻黃木　薄荷木　葱白二个

止汗用　桂枝木　黃芪木卄

生津用　麥冬木　五味木

除濕氣用　蒼朮炒木　防己木　木瓜木　黃蘗炒木　薏苡肺癰亦用卄

升提用　升麻木　荊芥木

嚥癰用　元參木卄　山豆根木喉　射干木喉　殭蠶木喉　牛旁子木喉

花粉木卄　黃柏木　黃芩木卄　梔子木卄　黃連卄

燈心三　竹葉廿片　薄荷木　乾葛木　桔梗木

涼血用　生地木　丹皮木卄

定喘用　蘇子木廿　桑皮木一　百合木

瘡疥用　苦參木廿解毒　蟬腿去風瘀木　殭蚕去風瘀木　白蒺藜去風瘀木廿

筋骨疼痛用　蒼朮去濕土炒木　黃柏炒去濕木廿　牛旁子消毒木廿

羌活木　秦艽木　桑寄生一木　蘇梗一木

眼症用　生熟地木　羌活木　甘菊一木　白蒺藜木　薄荷木　黃連三

木賊退医木　龍胆炒木　蔓荊子收淚木　密蒙花去医木　决明子收淚止疼木

頭痛用　川芎木　藁本木

腹痛用　白芍炒木

脚痛用　甘艸節木　條參木廿

腰痛用　杜仲錢半　破故紙錢

腳痛用　牛膝錢半　木瓜錢

瘡瘍托補長肌用　白芷錢炒　熟地二錢　白茯苓二錢　炙黃芪二錢

炙甘草錢　歸身二錢酒洗　丹參錢　炒白芍錢半　黑棗三个

煨姜三片

消堅用瘰癧　海藻二錢　昆布錢半

消結核用　夏枯草二錢

道灵臺膻中忌〻水分神闕并會陰〻横骨气冲手五里〻箕門承筋并青灵更加臂上三陽絡二十二穴不可針　孕女不宜針合谷〻三陰交〻為宜通論〻石門針灸應須忌女子終身无妊娠外有雲門并鳩尾缺盆客主人莫深肩井深時人悶到三里急人還平〻

論瘡瘍血

瘡瘍血出因五臟之气虧損虛火動而錯經妄行也當求其經而治之若肝熱而血妄行者四物　丁兇丸　若心虛而不能主血者四物炒連丹皮茯木　脾虛血〻　肝經鬱即結用歸

湯加五味子脾肺氣虛補血氣加五味氣血俱虛十全大補湯陰火亂味丸加五味大煩失血過多見煩熱發渴等症勿論其脈急用獨參湯以救經曰血生於氣苟非參芪白术甘溫之劑以生心肝之血決不能愈若發熱脈大者不治凡患血症皆當以犀角地黃為主

奠病人吉凶法

先下病人歲數次加患月日期內除九定年餘除下方知仔細逢三身輕体健遇六必定遲危見九身亡必矣總是盧醫難治

審癰疽不治症

凡癰疽未成先渴而後發瘡瘍者或癰疽已成渴者俱為難治凡癰

疽未成而陷者及面青唇黑者死

針灸百病之穴

腳气傷寒針絕骨三里三陰交

鶴膝風 針膝眼犢鼻委中行間膝馬

上身生瘡 針太陵合谷風府

下身生瘡 針三陰交行間血海、

口眼歪斜 針承漿頰車人中地倉風池合谷

手太陰肺經穴

尺澤 針肘痛

列缺 針痰火气喘咳嗽

經渠

太淵

魚際 針手痛

少商 針喉風見血為妙

手陽明經穴

合谷　針瀉風眼痛口眼歪斜臂痛手腕痛病左針右病右針左皆補如痛泄灸

曲池　針臂痛

三里　針皆痛　手三里不灸宜針

五里　治爛眼痛羞明怕日宜灸不針

迎香　針鼻塞不聞香臭

足陽明胃經穴

頰車　灸口眼歪斜　針牙痛

地倉　針同前症

腧府　灸嗽氣　針痰哮

半身不遂　針好手合谷曲池肩井風府行間絕骨三里風市　灸患手足肩井曲池外關環跳風市三里絕骨

脇肋痛　針飛虎人中

疝氣　灸三陰交吐來　痛者治之　木者平俱不治　不如灸大敦

咳嗽風痰　灸肺腧百勞　肩寒灸肩井　虛嗽灸肺腧百勞膏肓

天樞　灸諸虛百損痨不針　灸腧府

外陵　灸臍下痛　不針

大巨　灸小水不利小腹痛者便更不針

水道　同前不針

氣衝　針產后風痛行步難移或彎痛

伏兔　不灸　針膝腫腿痛乏力

陰市　針同前不灸

膝眼　針膝頭腫痛足膝屈伸不能兩傍風痛不灸灸則昏目

三里　治五七傷能除心腹痛善治胃中寒脹滿并積聚肚大足脛酸傷風羸瘦損　气蠱人至三旬針灸眼睛明

久嗽痰火　灸乳根

小兒鹽哮　灸肺腧

歸來　灸疝气　針偏墜

注夏　灸百勞膏肓

犢鼻　不灸　針瘥膝風痛

解谿　針足踝疼脚湾作痛名草鞋風　不灸

内庭　針足疾不灸

足太陰脾經穴

公孫　針足大指後大骨作痛紅腫　不灸　在足大指内大骨後半寸是也

三陰交　針小便不利偏墜疝气　在足之内踝上三寸動脈与絶骨及孕婦不灸宜針

陰陵　針頭紅腫痛不灸　在膝下内側内高處相对是也

血海　針遍体風癬癩疥不灸

少陰心經穴

神門　治心惟痴呆可針可灸　在手掌后兑骨叉手向内節得兑骨開也　后灸針

營宮　針番胃心痛針入三分不灸

手小指

後谿　針治癇法顛狂可灸可針

顴髎　治面頰紅腫涿臂不仁可針不宜灸

聽宮　治耳明可針可灸

足太陽膀胱

睛明　針迎風冷淚治眼紅腫怕日羞明一切眼皆能治之

攢竹　針偏正頭風眉稜骨疼宜灸可針

風門　針治風痰咳嗽皆上冷之疼可針可灸

肺俞 灸痰嗽背痛宜針

膏肓 灸五劳七傷

委中 針腰疼筋急拘挛不灸

承山 灸痔漏腸紅針轉筋作痛灸亦可

崑崙 針膝踝足疼紅腫行步难艰

肝俞 灸目痛肝气作痛宜針

腎俞 灸腰〻疼〻值要艰精不針

气海俞 灸治症同前不針

足少陰腎經

湧泉　針心痛足指拘攣

照海　針灸堅瘕疝气足心疼針透湧泉又治心疼

手厥陰心包絡

曲泽　針治肘攣筋急

間使　針灸瘧疾

内關　針心腹疼痛脹滿

太陵　針上身生疮宜灸

勞宫　針番胃血蠱

手少陽三焦經

支溝亦名飛虎　針血脇々疼々痛

天井　灸瘰癧々癮々疹々痰核不針

外關　針手臂々疾々痛宜灸

絲竹空　針偏正頭風目々疾牙齒々疾痛沿皮向下透過瞳瞳子窌

足少陽膽經

瞳子窌　針目疾沿皮向上透過采竹穴　窌青炮

聽會　針耳鳴

率谷　灸急慢驚風不針

風池　針頭風項疼頭暈目眩

肩井 針肩膊疾痛灸肩寒咳嗽

環跳 針灸腿痛

風市 治腿足乏力冷痺麻木不仁 亦名隨手中指尽是也

陽陵泉 針膝外瘇痛

使谿 針足腿疼痛

懸鐘即絕骨 針足膝麻木遍身不隧左瘫右痪

足厥陰肝經

大敦 灸治疝气

行間 針下身湿腫

太衝　針行步难艱　太沖最奇

陰陵　針膝腫之难熱

曲泉　針膝腕內筋痛

犢鼻　針膝腫痛

章門　灸治痃癖之癥瘕瘧食積塊

任脉陰

巨闕　左上脘上一寸六分灸心痛痰迷心竅

關元　灸直夢　遺精遺尿失禁

石門　灸治同前　少年不宜　絶陽

氣海 灸神短气促遗精子宫久冷精寒々植々盗汗

水分 灸利小水治水腫

中脘 灸治腹内疼痛積聚飲食不化

上脘 灸治皮脘作疾嘔吐酸水到飽止嘈心腹飽脹

膻中 灸治久嗽痰火

天突 針灸喉風气急喘咳風痰

承漿 針口眼歪斜

督脉陽

水溝 針脊肋之強痛口眼歪斜風痰口疮

上星　灸頭風鼻淵漏睛偏頭風

神聰　灸風癇等症

百會　灸中風不語口眼歪斜小水不利偏墜疝氣

風府　針遍身疼痛諸風皆治

大推即百勞　灸諸虛百損五勞七傷以虛

命門　灸腰痛腎虛

長強　灸痔漏

治男婦偏頭風法

針瞳窌斜針向絲竹空　瞳子窌在眼外角尖盡處沿皮直透絲竹空　如眼痛絲竹空向下透瞳子窌　右疼針灸右　左疼針灸左

上星一穴 灸七壯針三分 在髮際直上一寸

攢竹 在眉內角尽處沿皮向上針入五分左針左右針右如眼疼向下針入七分

合谷 在手大指岐骨間左針右右針左

風池 在頸骨上居髮際尽処兩傍陷中左針左右針右

如眼痛再針睛明 在內嘴下陷針入四分禁灸

如痛甚羞明怕日再手膊上五里 在手膊上側以眼相合是也

肝腧 在背脊骨兩傍開一寸五分第九椎是也

兩手拳攣麻木冷痺或筋急酸疼針手八風穴

兩足如手之恙亦針八邪是也 加之風府補之大小骨空灸眼爛能

止冷淚灸七壯

舌下左金津右玉液針五分舌縫針三分　俱治喉閉重舌一上生疮

大壯穴在拇指二指丫中左脚灸左右灸右　治湿气腿腫如斗七炷即止

針灸

凡欲下針之法先須爪按重而切之次令患者咳嗽一声隨声下針凡補者呼气初針刺入皮內是也天才少停進針刺至內是也人才再停刺至筋骨之間名曰地才此為極處就當補之再停良久却須退針至人才之分待气沉緊倒針朝病進退往來飛經走氣盡在其中矣凡瀉者吸氣下針至地之分後復至於人待气沉緊法同前其或暈針者神气虛也以針補之以袖掩足口鼻气回熱湯與之略停少時依前再施

凡補瀉法男子者大指進前左轉呼為之補右轉吸為之瀉插

針為熱提針為寒々女子者大指進前左轉呼為之補進前左轉呼為之瀉提針為熱揷針為寒左與右異胷與背不同午前者如此午後者反之是故下針之法搓而退之針之法動而進之行气之法搓而退々凡補者一退三飛真气自瀉者一飛三退邪气自避補則補其不足瀉則瀉其有餘々々者為腫為痛曰實不足者為痒為麻曰虛气速效速氣遲效遲死生貴賤皆在針下賤者硬而貴者脆生而澁者死者虛候之不至必死無疑觀夫針道捷法最奇須要明其補瀉方可起其傾危先分病之上下次定穴之高低左有病而右畔取頭有病而脚上針男子之氣

早從上而晚在下，取之必明其理。女子之氣晚在上而早在下，用之不失其時。午前為早屬陽，午後為晚屬陰，男女上下平腰分之。手足三陽手走頭而頭走足，手足三陰足走胷而胷走手，陰升陽降出入之机。逆之者為泄為寧，順之者為補為隨。春夏刺淺以瘦，秋冬刺深以肥，更視其氣厚薄淺深，刺之尤宜。

華陀瘰癧論

瘰癧之結，皆因藏府蓄毒不流，非獨榮衛壅塞而發也。其行也有處，其主也各有所歸。假令發于喉舌者，心之毒；發于皮毛者，肺之毒；發于肌肉者，脾之毒；發于骨髓者，腎之毒；發于上者，陽之毒發于下者、陰之毒發于外者、六腑之毒發于内者、五臟之毒、故内曰壞、外曰潰、上曰從、下曰逆、發于上者、得之速、發于下者、得之緩、六府受之則易愈、五藏受之則难瘳、近骨者多冷、久不愈者則化血虫、近膚者多熱、久不愈則傳氣成漏、成虫則痒多痛、久或先痒後痛、成漏則多痛、久痒或不痛不痒、當詳治之。

論瘡瘍五善七惡主治法

瘡瘍五善七惡、五善見三則瘥、七惡見四則危。夫五善者、動息自寧、飲食知味、便利調勻、膿潰痛消、色鮮不臭、言語清朗、神色精彩、体氣平和、是也、此屬府症、病微邪淺、勿藥可愈也。夫七惡者五藏虧損，元氣虛弱，榮衛消爍，胃氣受傷，乃真氣虛、邪氣實、內不足而外有餘，治當純補胃氣，多有可生，不可因惡症而遂棄之。若大渴發熱，泄瀉淋閉，邪火內淫者，一惡也，以竹叶黃芪湯；氣血俱虛者，八珍湯加黃芪、麦冬、五味、山萸，如不應，用加減八味丸煎服。膿血既潰，腫痛尤甚，膿色敗臭，胃气虛火盛者，二惡也，以人參黃芪湯、十全大補湯加麦冬、五味。目視不正，黑睛緊小，白睛青赤，瞳子上視，肝腎陰虛，三惡也，六味丸加山萸、麦冬、五味，不應，八珎湯加五味、麦冬、炒山萸。喘粗气短，恍惚嗜臥，脾肺虛火，四惡也，六君子加姜枣，不應，補中益气湯加麦冬、五味心火尅肺人参平補散陰火傷肺六味丸加五味四肢沉重肩背不便脾腎虚損五悪也補中益氣湯加山萸山藥五味不应十全大補湯加山萸山藥五味不能食不知味服藥而嘔胃气虚者六悪也六君子加木香砂仁不应再加附子色敗声嘶昏鼻青赤面目四肢浮腫脾肺俱虚七悪也補中益气加姜枣不应六君子加炮姜再加附子或十全大補加炮姜附子腹痛泄瀉呃逆昏憒陽气虚寒邪气内淫之悪症也急用托裹温中湯後用六君子加附子或姜桂温補此七悪之治也

五善歌

心善精神爽，言清舌潤鮮，瘡疼兼不渴，睡醒得安然。肝善身輕便，因煩自不煩，指頭紅活色，坐起竟平康。脾善唇滋潤，衾幃蘭麝香，凡食俱有味，膿厚更肥黄。肺善声音響，無痰韻更長，肌膚多滋潤，大便自無常。腎善誠為要，水升火自降，口和無渴症，小水得稀長。

七惡歌

一惡神昏潰，心煩舌上乾，瘡形多紫黑，言語自呢喃。二惡腰身強，目睛邪視人，瘡頭流血水，驚悸自肝速。三惡形消瘦，膿清臭

穢生瘡形多軟陷脾敗不知疼四惡脾膚槁声斷韻不長痰多
来喘急鼻動肺將片五惡成消渴隨飲即隨乾容形多憔黑囊
縮腎家端六惡身浮腫腸鳴嘔呃頻大腸多滑瀉臟腑並將傾
七惡瘡倒陷形如剥鱔同四肢多冷逆污水自流通

瘡瘍用藥例

外科之瘡有治例說与君家須切記病多端百種是根因方法一
囊色同類熱与寒通与秘其中消息知端的通多不足秘多餘
熱實寒虛分症治陽似陰陰似陽似中妙理要推詳不分表裡
一例治輕变重而重变片醫者貴乎多应变不可偏执用其方

且如表症惡寒宜用荊防敗毒散裏症發熱可將內踈黃連湯
瘡勢已成托裏消毒散誠為正治內膿將潰十全大補湯最得
相當人參养榮湯治潰後虛熱發作木香流氣飲散結腫寒溫
為殃飲食不甘定用香砂開胃精神怯火須將參朮回陽阴虛
阳虛須八珍最為要領盜汗自汗得独參朮附強潰後多疼
乳香定痛散奏功最捷脾虛下隔補中益气湯功效尤良口燥
譫言瀉實火須黃連解毒飲心煩衄血理虛阳必犀角地黃湯
古法治癰疽称述仙方活命飲今時醫發背这奇神授衛生湯
蟬酥丸在外科称為独品獲心散解內毒號曰無雙誰知蠟礬

九護膜護心可羨淡中有味还讚玉紅膏生肌生肉堪誇壞呈
祥身涼自汗腹痛腸鳴嘔逆豈逃異功散腄臥不能寧虛阳發躁
膿多定用聖愈湯生脉散接虛羸脉未微細歸脾湯除驚悸腄
淂安康竹叶石膏湯治虛煩身熱者何須疑慮麦冬清肺飲除
膈熱有痰者毋淂商量金鯉湯治肺癰吐膿气急玄龜丹攻結
毒臭腐膿瘡風熱生瘡通聖散瘡瘍狂躁破棺丹小柴胡湯治
客邪往來潮熱大防風湯攻腿膝寒湿為殃咽腫咽疼定用清咽利
膈散班紅班紫豈逃解毒化班湯八味丸療口丸乾妙藥二神丸
治脾泄奇方香連丸為藏府泄痢通用甘露飲治口齒腐爛相

當六和湯和脾止吐瀉，双解散解表裡内傷，逍遥散善治女人百病，保元湯常扶赤子多傷，皮膚毛髮干焦蘆薈丸効應甚捷，咽喉口齒腫痛冰硼散功實非常，滋腎丸治下元腎虛不固，涼膈散解上焦膈熱多煩，九龍丹消臭口吞之滅跡，二蛟散行濕腫服下安康，呂祖一枝梅止痢定驚称為仙藥，真君妙貼散消疼止痛號回神方，痔漏瘻瘤疔毒古誇三品錠，瘰疬流注諸風今羨萬靈丹，柴胡清肝湯治鬢疽肝胆有効，黄連消毒飲醫对口督脉无良，小兒口内生瘡必用人中白散，大人咽喉腫痛須將金鎖起當，下疳新久珍珠散，小便淋濇木通湯，玉真散破傷風効復元湯跌蹼稱強提肩散治肩膊強直作痛拈痛湯除腿痛風濕相傷小便生痹龍胆瀉肝湯可羨大頭腫痛普濟消毒飲何妨便毒懸癰内消散吞何足慮鬍癰腿病茈柴湯下自安殃又有女子陰瘡能腫能疼能作痒在人活法或消或補或驅垂盖男子之囊癰瀉肝經之湿熱小兒赤遊丹解毒兼砭血凡治楊梅瘡戒熏為至切舌下發痰泡利剪方能泄云如雞蛋清消痰是真訣結毒与頑瘡紫金膏可設風瘡徹骨痒雄黃散効絕疔瘡先刺血内毒宜泄禁灸不禁針怕綿不怕鐵又有失栄腫堅硬如岩凸強陰失道症形狀要分別婦人之乳岩比中一

例決未破内嶒稜已潰流臭血如此幾般症古今無治法瘡有数百種以都陳白惟在一點心何須三寸舌學者若精靈萬事皆通徹此為粗糙歌可訓亦可閱

論瘡瘍生肌用藥

肌肉者脾胃之主收斂者氣血之使當純補脾胃不宜泛敷生肌之藥反益其潰如色赤甚者血熱也四物湯加山支連翹色白而無神者氣血虚也四君子湯加當歸黄芪脯熱陰血虚也四物加参朮膿水清稀氣血虚也十全大補食少体倦脾气虚也補中益气煩熱作渴飲食如常胃火也黄芪湯不应竹叶石

糕湯。熱渴小便頻數、腎水虛也、加減八味丸煎服。若敗肉去後、生肉微赤、四沿白膜者、胃中生气也、四君子以倍補之、不日可歛。殊不知瘡之作、胃不調、瘡之潰、胃化腐、瘡之歛、胃榮养也。

癰疽脉辨

脉沉實、必發熱煩燥、外無焮痛紅赤、邪氣深、宜先疏通以絶其源。

浮大數而必焮腫在外、當先托裡、恐邪气内入、

不沉不浮、内外症無知、其毒在經、当和榮衛、

脉數、身無熱、内有癰膿、脉數应当發熱而反惡寒、若有痛去、必發癰疽、不發癰疽、必發惡瘡、

脉浮△腫瘍、為虚、為風、潰瘍、為虚、宜補、
洪△腫瘍、為虚、為热盛、宜宣热拔毒、壮年形实者宜下、潰瘍、為
邪氣盛、服藥久不退、難治、
滑△腫瘍、為热、潰瘍、亦為热、為虚、為邪气不退、
數△腫瘍、為痛、進、為热、數而洪者、欲膿、潰瘍、為难愈、欲甚者、難治、
散△者腫瘍、為气不收斂、潰瘍、為痛未退、如大散洪滑者、难治、
芤△腫瘍、為血虚、潰瘍、為虚、為病、
長△腫瘍、宜消退之、潰瘍、為易愈、長則氣治也、
牢△腫瘍、為邪盛、為欲膿、潰瘍、為邪气不退、

实為邪氣太盛、潰瘍為邪氣不退、如实緩豁大者為虛、

弦腫為痛、欲膿、若弦洪搏者、則外聚內熱、為疽始発也、潰為血虛、為痛、

緊者腫為浮緊、発熱惡寒、有痛處、必是癰疽、潰主氣血、沉濇為痛、有外寒、

濇腫為实、為氣滯、潰為血虛、

短腫為元气不足、潰為大虛、宜補、

微腫為虛、服藥漸充者為佳、潰名微而匀者為虛、

遲腫為寒、為虛、尺遲者為血少、潰為虛、气血不能滋榮於瘡、

有外寒、

緩△腫、為可治、大而緩者△為虛、潰緩而澀者△為易愈、病脉應脾胃充也、

沉△腫、為邪氣深、潰為遺毒在內、寸沉者△為胸有痰、

伏△腫、為陰中伏阳、邪潰為阳中伏陰、為內餒、為流注浸淫難治、

弱△腫、為元氣不足、宜內補托裡、潰為病脉相應、宜補之、

虛△腫、速宜補而外托、潰宜大補气血、

結△腫、為邪气結、潰如勻△則愈、不調則危、

促△腫、為熱、為病進、潰為熱不減、漸進則死、漸退則生、

代腫、爲氣血敗壞、元氣損傷、爲元氣竭絶、

敘論癰疽

外科論癰疽爲雜症之先者、以其变異生于頃刻、性命懸于毫厘、得其治則生、失其治則死、癰疽之名、雖有二十餘症、伍氏論中、有㷱發、痼發、石發、岩發、蜂巢發、蓮子發、椒眼發、雌雄發、竟体發、騎梁發、对心發、背腧發、上發、中發、下發之類、名雖不同、而其要者唯陰陽二症、陽者爲癰、爲熱、爲实、高腫而痛、色赤皮薄、多有椒眼、陰者爲疽、爲冷、爲虚、腫硬不痛、色淡皮厚、如牛頸之皮、又有陽中之陰、似熱而非熱、雖腫而不腫、不燥而赤、欲而無膿、既

浮而腹消，外盛而內腐。又有阴中之阳，似冷而非冷，雖腫而實，微赤而燥，有膿而痛，外雖不盛，而內實煩悶。阳中之阴，其人多肥，肉緊而內虛。阴中之阳，其人多瘦，肉緩而內實。又有阳變為陰，此乃寒涼之悞也。又有阴變為阳，乃熱藥之驟也。熱則阳變為阴，其症多，尤可返于阳，故多生。陰變為陽，其症多，不能回陽，故多死。或有生者，百中稀耳。大抵人之一身，本于五臟，五臟之氣，悉稟于胃，胃為五臟之根，受谷而化，脾生肌肉，又胃氣傳于五臟而行血脉，經絡榮衛調和，何病之有。馬益卿云：阳用其形，阴用其精，至其失者，蒸則生熱，否則生寒，結則為瘤贅，陷則為癰

疽凝則為瘡癬，憒則結為瘿。丹溪云：陰滯于陽則發癰，陽滯于

陰則發疽。疽者，沮也；癰者，壅也；癤者，節也。一寸至二寸為癤，三

寸至五寸為癰，五寸至一尺為疽，一尺至二尺為竟体發，皆气

血不行，經絡滯澁，以至然也。又有内因、外因、不内外因，原有四

者：一天行時气，二七情为鬱，三体氣虛弱，外感六淫，四膏粱醇

酒、丹藥、房勞，此皆傷臟府而損經絡，凝气血而結癰腫。凡醫之

用藥，当量人虛实、寒症冷热，推其因而究其原，使内外相应，不可

一槩而論之。如病發于陽而热極，当順其气，調其血，使气血調

而病自安。倘用凉藥而觸之，腫瘍热盛，則血得凉而易散，不散

則熱已痿而不知血凝于凉此阴变爲阴之漸乃壞爛之根也急接温劑而救之当解其外攻四圍之血路去其中間已成之膿然則依法收功庶可得生如病発于阴而極冷則用平補之劑以宣其氣滋其血助元陽而理脾胃待其飲食進精神回外散熱藥活死肌而拔毒气宜温劑而散之莫援三建回陽則病必傍去别作良道爲佳此陰变爲陽更生之兆也若内陽不回外症不見是爲獨陽絶陰不可爲矣盖陽者气也陰者血也陽動則陰隨气運則血行气不運則血死血死則肌死肌死則病死矣假如冷症用熱藥不過行其气血耳盖气血遇熱則行遇

冷則止。雖有此論，不可偏執。臨症製宜，務在得中。凡我同志，不
可乖摧（摧）也。如癰疽者，先當以乳香荳粉散救其心，而護其膜。膜
爲臟之囊橐，心爲身之主宰。恐毒攻心而發嘔逆，故耳先護心
包，復防膜透。透則元气泄，藏府失养，精神枯槁，脉壞絶矣。故所
以救心膜而爲第一。凡醫者須合天時，驗虚实，明補瀉，辨温凉，
不可造次而爲也。

瘡瘍三法

瘡瘍者，火之屬也。須分内外而治本。若其脉沉实，當先踈其内
以絶其源也。其脉浮大，當先托裡，恐邪氣入内也。有外之中者，

邪氣至甚，遏絶經絡，故發癰腫。此因失托裏，及失疎通，又失和營衛也。治瘡之大要，須明托裡、疎通、和榮衛三法。内之外者，脉沉实，發熱煩燥，外無焮赤痛，深於内，其邪气也，先疎通臟腑，以絶其源。外之内者，其脉浮數，焮腫在外，形症外顯，恐邪氣極而内攻，故先托裡也。内外之中者，外無焮惡之氣，内亦藏府宣通，知其在經，当和榮衛也。用此三法之後，雖未便差，必無變症，亦可使邪氣滅而易愈也。

愚謂瘡瘍未潰膿者，固用此三法為要。必用補劑，然補有平補、峻補、急補、温補。如膿清瘡不斂者，及脉大無力或澁微者，宜峻補之或出血或膿多煩燥不眠者宜急補之寒氣襲于瘡口不斂或陷下瘡者宜溫補之如膿熱不潰并潰後發熱倦怠懶言食少不睡者宜午補之此補之法多端更宜分辨虛實培養血氣以為收拾之本也

癰疽虛實辨

夫癰疽膿潰腫毒浸淫証候危惡者須辨虛實虛者难補實者易瀉補瀉之法不可輕用若或少差利害甚大然而虛實多端有瘡之虛實有藏府之虛實有血氣之虛實又有上實下虛真虛和實不可不辨也如腫起堅硬膿稠者瘡疽之實也腫而軟慢

膿稀者、瘡疽之虚也。瀉痢腸鳴、飲食不入、嘔吐無時、手足並冷、脉弱皮寒、小便自利、大便糖泄、音声不出、精神不爽者、皆藏府之虚也。小便澁、大便硬、飲食如常、腹滿膨脹、胸膈迷悶、支節疼痛、口苦咽乾、煩燥多渴、身熱脉大、精神昏塞者、悉藏府之實也。如膿水清稀、瘡口不合、聚腫不赤、肌寒肉冷、自汗色脱者、氣血虚也。腫起色赤、寒熱疼痛、皮膚壯熱、膿水稠粘、頭目昏重者、氣血之實也。頭疼鼻塞、目赤心驚、咽喉不利、口舌生瘡、煩渴飲冷、睡語咬牙者、上實也。精神不歛、大便自利、腰脚沉重、睡卧不寧者、下虚也。肩項不便、四支沉重、目視不正、睛不了了、食不知味、音嘶声敗，四肢浮腫者，真氣之虚也。蹶腫尤甚，痛不可近，即日不遺，寒熱往來，大便秘，小便淋，心神煩悶，恍惚不寧者，和氣之實也。又曰：諸痛為實，諸痒為虚。又曰：診其脉洪大而數者，實也；脉微而軟者，虚也。虚則補和其氣而托裡也，實則瀉之，踈利而自導其氣也。內經：血實則決之，氣實則掣引之。

癰疽當分經絡

手足十二經有氣血多少之分。如手少陽三焦、少陰腎、太陰脾多氣少血；手厥陰心包、太陽小腸、太陽膀胱多血少氣；手陽明大腸、足陽明胃多氣多血也。凡多血少氣、多氣少血，俱為难愈。

多氣多血之分易愈。气多之經可行其氣，血多經可云其血，不可一槩而論之也。

内消法

癰疽之症發無定處，欲令内消，必須初起紅腫結聚之際，急宜行氣活血、解毒消腫之藥而治之。又當審淺深大小、經絡處所、形脉虚实。如發于腦背項臂膊臑者，皆太陽經也，背連脅處所（爲）近火陽，並宜敗毒散、仙方活命飲。脉形实壯者，漏芦湯、内散（疎）黄連湯、追風丸等利之。氣虚者，芎歸爲主，佐以消毒之藥，隨分下以引經藥，行至病所。

凡瓜蔞、射干、穿山甲、金銀花、蟾酥、連翹、地丁、黍粘子、木别子之類，為內消之藥；為消丸、柞木飲子、返魂丹、消毒飲，為內消之方，衆皆知之。殊不知補瀉虛實，平治寒溫，使氣血各得其常，則可內消也。外用敷藥、膏藥貼之，使氣血和平，而腫熱自退矣。

托裡法

癰疽已成者，有氣血虛者，邪氣散漫者，不能實起者，亦難潰膿，或破膿少，或膿清稀，或堅硬不軟，或雖得膿而根脚紅腫開大，或毒氣不出，瘡口不合，聚腫不赤，結核無膿者，皆氣血虛而邪氣盛也，必須內托，令其排毒出于肌表，則易愈。或兼以六淫之邪、变生諸症，量其加減。凡托裏之藥，以補藥爲主，活血祛邪之藥佐之，或以芳香之藥行其鬱滯，或加温熱之藥御其風寒。大抵小托裏散、十宣散爲要，但用隨時加減耳。如冬月并血虛之人，五香連翹湯；虛弱之人，去大黄；素不宜寒藥，小五香湯。如形脉實，膿色稠，不可用補藥，須忍冬丸。其脉而辨之，則可知矣。有患胃脘癰者，人迎脉必沉細，胃口氣逆，熱甚者，即此症也。若脉洪數者，膿成也；若脉遲急者，雖膿未就，有瘀血也。如肺癰成膿，如粳米粥者，不治也；嘔膿而止者，自愈也。腸癰者，遶臍生瘡，膿從瘡出，或臍出膿者，惟大便下膿血者，自愈也。

生肌法

生肌者，脾之生也。潰後收斂遲速，乃氣血衰盛故也。世之治者，但知生肌之法，用龍竭之屬，非也。當先理脾胃，助氣血，而肌肉自生也。若膿毒未盡，就用生肌早藥，反增潰爛，必至內攻，其害甚大。

惡肉法

惡肉者，腐肉也。如瘡腫潰後，腐肉凝滯，必速取之，乃推陳致新之意。如壯實筋骨強盛，氣血充溢，真能勝邪，腐肉自去，不能為害。若年高怯弱者，血渲火，肌肉澁，必先迎而奪之，順而取之，長

為定禍乱矣或留而不去爛筋腐肉之患不免矣然去後又當補其氣血之虛也

灸法

癰疽之症灼艾之功甚大宜隔蒜灸之瘡瘍自外而入內者不宜灸自內而出者宜灸則暢達血氣拔引毒鬱外出不至潰爛下陷內傷筋骨如痛灸至不痛謂其皮肉未潰而痛火到毒處則不痛也不痛灸至痛謂其毒氣深反潰而不痛火到好肉而自痛也大抵灸在始發及冷瘡如頭面生瘡不可灸頭乃純陽無陰若灸引動內痰瘡必反腫又有臂腧生疽因內枯涸而生

如灸反為助火，必危篤矣。又有火疔及元氣不足，不能抵當，恐轉生他症，慎之慎之。

針法　若用剪針，須使不知疼痛，不見鮮血為妙也。

古有砭石之制，内經有九針之別，制雖不同，而去病之意一也。且瘡一科為貴，用之之際，雖云量其潰之淺深，隨其内之厚薄，若針深則反傷良肉，益增其潰；如肉厚針淺，則膿毒不出，反益其病，可不慎哉！至于附骨疽、氣毒流注，有經灸不消，内潰不消，内潰不痛，宜烙開之。若咽喉之患，當用喉針及三稜針，刺少商穴出血。如丹瘤及瘴毒，四畔焮腫赤疼如灼，宜砭石砭之出血，以

写

泄其毒、重者可減之、輕者消之、但用之得其宜耳、若当針烙而不用、則毒何解、膿從何出、遇時不烙、反攻于內、所以針烙在醫人手段之妙也、如針破膿出之後、必須紙撚紝五灰膏插入瘡口、使不合、必頃取出、看膿勢大小、大者六七日一去紙紝、輕者一二日去一次、可也、若元氣虛弱、必先補而後針、古人用筆藏針、

淋洗法

淋洗之法、用于瘡潰之後、或血气之滯而肌肉不長、敗肉不去而難合口者、用雄黄解毒散、猪蹄湯之類、淋洗之、則疏通腠理

探熱毒，調血脉，從内達外，易深為淺，縮大為小，紅腫延蔓，洗之則收；瘡黑紫色，洗之紅活，去惡氣，除風和，去腐生新。或艾叶煎湯洗之，次燒松香烟燻之。

用藥法

夫人之病不同，藥之性亦異，有是病而用是藥，不可以慎施也。且如瘡疽動悉自寧，飲食知味，脉症俱緩，緩則治本，故可用黄道平和之藥，徐而治之，亦無不愈。若脉沉嫩，腫寒熱煩燥，此脉症俱實，宜瀉之，非硝黄猛烈之劑不能除，投以黄道之劑非也。若瘡瘍聚腫不腫，潰而膿水清稀，或瀉利腸鳴，飲食不入，嘔吐毋時或手足並冷，此脉症俱虛，非大補之劑不能奏。若投以硝黄攻伐之藥，悞也。當推内經本旨，虛者補之，實者瀉之，熱者清之，寒者溫之，隨症用藥，庶不差耳。

疔瘡論

疔瘡者，以其形如丁而呼之。古方論丁有十種，華元化載之，丁有五色，而屬五臟。千金方之說丁有十三種，以至外臺秘論，皆不離乎氣客于經絡，幷蘊熱毒而生，或有食腐中汗而生，或食死畜肉而生者多，又有甚意炙煿，不慎房勞而生者。内經膏粱之變，足生大疔，此之謂也。

凡疔初起，形如疥瘡，騷癢，或水泡

頂凹四腫或痒徹骨或痛入心青黄赤黑無後定色令人煩燥悶乱寒熱嘔吐麻木不仁四肢沉重眼花如醉針刺疮頭不痛者是也頭一日疮緩頂泡色微白二日泡大白三日泡色微紫此緩之候四五日色微青小紫七日色黑形如魚臍或如炙疮之狀急候难治急宜初起之時以隔蒜炙之有泡者生無泡者死用針二丁四圍針出紫血者凶出黑血者死用圍丁錠子從針孔紝之上用膏貼之若針之不痛無血者以火烧針通紅烙丁頂令如焦炭取痛為効亦紝錠子後用膏貼一二日後膿潰根落方得生耳始發急服蟾酥丸奪命丹五香連喬湯漏芦湯若壯实

一粒金丹□（楪）後有汗則生、無汗則死、潰後宜服托裏之藥、或十全大補湯、八珍湯、人參養榮湯之類、

凡生疔、身熱頭疼、手足厥冷、飲食如常、疔四圍赤腫而痛、名曰護場、可治、如睛胲不轉、飲水熱盛、唇舌青黑、五心腫、臥不起、眼花、氣粗、不食、無脈、譫語、冷汗、腹痛、噁心、滑泄無度、疔不赤腫、名曰不護場、不可治、

凡人暴卒者、必是疔毒將發、遍身照看、若有小瘡紫黑者、即疔毒也、急針破、用烏金丹、勝金丹、奪命丹、溫酒灌之、得汗可甦、

疔名狀

火焰疔、紫燕疔、白刃疔、黑靨疔、黃鼓疔、麻子疔状如麻子
稍黑边赤而痒痛是也、忌芝蘇、麻油
麻衣及麻田中行、火疔生頂門或面目如火灼湯流、形如
圜、赤粟有黑靨有炮㾮、忌火及灸烙　脾疔、生唇上四
白、眉疔生眉間、鬚疔生須中、龍泉疔生龙泉穴、虎鬚疔生唇下　魚尾疔
生眼角
外、牙疔生齦根、顴疔生顴骨上又名赤面丁色白頂陷　耳疔生耳中亦名黑　鼻疔
如錢色紫者大凶、丁連腮赤腫
生鼻孔内、痛入腦鼻
腫如瓶黑色不治、頰疔生頰骨尖上、燭疔色白有泡三日为頂陷如炎疮、氣疔形如气泡感怒而生、鬼疔異常不一中和
毒而
生、瓜藤疔沿身数、忌爪田中行、石疔皮肉相連堅硬如石刺不能入微痛、忌花燥物　盐膚疔大如匙四边赤有黑点忌食盐物
水洗疔如錢孔疮白靨黑中有汗硬痒透骨、忌渡河　浮漚疔如薤葉半低半高外黃为黑不痛　不殺人　三十六疔如荳色白逐日增一數滿不治　猪疔
形圓而小疮口
有油、忌嗔怒　羊疔形長而白、牛疔形圓小起泡、狗疔長而色白或帶尖、不殺人　驢馬疔三角有黑点色赤实起、臍
疔生臍中　腸疔生膂中　刀鐮疔如薤葉長寸許、黑如烧、忌刀針　暗疔生兩腋下、身頭硬壁寒熱、陰囊腫罣丸附生、九窍如疔、故名暗疔

脉疔（生掌下）、寸疔（生指節間）、虎口疔（生合谷穴）、魚臍疔（如魚臍）、茱萸疔（內凹外凸）、蛇眼疔（如蛇眼，忌毒菜惡人）、紅絲疔（一名血箭丁，一名紅演丁，生舌下或四肢，其症急，宜迎紅根刺血則愈，攻心則死）、爛疔（潰出膿大如匙，有白斑稍黑，忌湯熱炯物）、雌疔（色稍黃，如灸瘡泡，有一個生，他去水噀則見，忌房事）、雄疔（頭黑凸，色黃泡有水出，忌房事）、黑疔（有黑泡）、櫻桃疔（如櫻桃）、蛇頭疔（生手指兩傍，似蛇眼紫黑，腥穢潰必脫指）。二疔如皮有根，色如齒根，涎出不語者死。

凡疔瘡走黃，黃者腫結是也，急針腫處數十針，大者三五十針，出血，急以敷黃菜，敷之斯毒易出，可愈。如針出鮮血者生，針出黃水紫黑血難治。

凡疔毒走到（何）處必結一塊者，黃也，急針二三十針。如疔走黃，從左走右者可治，從右走左者不治。 凡疔毒入腹，煩悶恍惚如醉

者死、凡丁黃过心譫語者死、凡疔嘔吐不治、冷汗自出者凶、刺不痛者死、眼見火光黑影者死、

頭部

頂發生百會穴、初如粟、寒熱作、宜服黃連消毒散、玉樞丹、勝金丹、選用、宜附子切片貼湧泉穴、灸之泄其毒、七日無膿者死、屬督脉太陽膀胱、

佛頂疽生頂上、宜服活命飲加黃連、黃芩、豪本、支子清熱之類、或紫金丹、烏金丹、奪命丹、汗之、虛者十全大補湯加羌活、如潰遲黑陷神昏、便秘脉大者、难治、屬督脉顖會穴、

額疽生額上，宜活飲加升麻吉梗羌活，壯實者，一粒金丹，虛弱者，十全大補湯十宣散黃芪内托散，潰爛腦髓出者死。屬督脉神庭穴。

鬓疽生鬓上，屬三焦，曰相火動，腎水枯，外受風熱而成，宜活命飲加升麻桔梗或柴金丹勝金丹奪命丹選用，如脉洪数壯實者，一粒金丹下之，老弱者，十宣散黃芪内托散，如潰後風入，面目浮腫，迷悶嘔逆者死。耳門穴。

髮疮生髮際上，如茨實大，寒熱腫痛，或痒，宜服防風通聖散柴金丹奪命丹汗之。屬三焦絲竹空穴。

卷毛疮生頭狀，如葡萄，痛又無膿，中陷色如黃臘者，癀疮也，治治同前，屬少陽胆經。

玉枕發　一名腦後發。生腦後，因腎藏虛熱上壅而生，宜紫金丹、奪命丹、活命飲加桔梗、薄荷、升麻。老弱者兼補托之。如堅硬紫陷，膿清稀者，宜十全大補湯。人悶燥妄死者。屬膀胱，玉枕穴。

面部

眉發疽　從頭至眉生疽，黑色，漸漸腫蔓，疽頭如石，刺之無膿，惟出黃水，悶亂嘔逆，因肝藏積熱上攻。宜紫金丹、勝金丹汗之，或活命飲加黃連、桔梗、升麻，或黃連消毒散、降火之劑。七日後刺膿出者可治，干枯紫陷，刺之無膿，吐逆煩燥，神昏不食

者死（屬太陽少陽二經膽經所穴）

眼丹生眼上，四是太陰經厥陰經受熱毒而生，宜內踈黃連湯活命飲加升麻桔梗黃連主之。又有偷針眼結胞三五日膿亦，此腎熱精滯所成，實太陽經之積熱也。

漏睛瘡生目大眥，膿亦有竅，宜服消毒散、風散。（屬少陰心經）

鼻痔生鼻梁上，宜服千金漏蘆湯、活命飲加支子薄荷。（督脉）

顴骨疽生顴骨上，如松子，漸大如疱，不痛微痒微赤，如瘤瘊之（用紫）金丹、烏金丹、活命飲加南星服之自消。（屬太陽顴髎穴）

腮頷發生腮間，初浮而不着骨者，名痄腮，宜活命飲加玄參黃

芩及紫金丹汗之、属足陽明經頰車穴、

遊風毒△滿面皆生、因内積熱多食辛辣金石之物、気血沸騰生之初、微痒如蟻行搔損則痛楚、宜黄連消毒散去人參、加薄荷支子、或活命飲加升麻吉更、或紫金丹烏金丹選用却風潤肌之剤敷之、

疔疽△生兩腮、及鼻下嘁腫、悪血淋漓、三日後口禁角弓反張、按之如疔、着骨痛不可忍是也、急服烏金丹活命飲加吉更升麻支子、壮実者、一粒金丹下之、治緩則毒攻心嘔吐不食燥乱譫語者死、此乃脾肝二經受傷気血滞凝而生、

髭鬚毒癰△生地閣上，因陽明經氣虛血熱而生，宜活命飲加黃芩、玄參、支子、桔梗。壯實者一粒金丹下之。若撼之有根，肌肉不仁，惡煩嘔吐者，亦死也。地倉穴

耳部

耳疽△生耳輪，如胡桃，或如蜂房，熱痛，紫赤，十日刺膿，出者生，無膿鮮血出者死，神昏狂躁者死。屬肝腎二經

耳結毒△在耳間，狀如痰核，按之不動而痛，因肝經受毒，氣血不行而生，宜活命飲加柴胡、升麻，或烏金丹汗之，壯實者一粒金丹下之，虛弱者黃芪內托散、十宣散托之。

耳癭有五有氣癭石癭肉癭血癭筋癭屬肝腎經絡如喜怒消長者爲氣癭堅硬不移者爲石癭紅絲結聚者爲血癭皆因七情不和積鬱積怒結痰所致于耳後迎及頭項不痒痛冷如氷又不潰數耳後嘔吐不食者死初發宜隔蒜灸之服消痰順氣破堅開鬱敗毒之劑或可得痊老弱者不治

耳後毒在耳後一寸三分腫如拳色不變亦不痛飲食少屬心腎經氣不行壅在心致傷耳宜隔蒜灸之服活命飲加柴胡桔梗升麻或八陣散下之

齒部

附骨疽生齒根、宜清胃散黄連消毒散、刺去悪血而愈矣、屬胃經、

懸癰在口内上腭、色紫如胡桃、舌不縮、口不能開閉、惟欲仰卧、鼻出紅涕、或水、宜黄連消毒散加桔梗玄參、急刺去悪血、外用犀角琥珀膏敷之、壯實者一立金丹下之、过時神昏脉乱、食不進者死、屬心經

頸部

對口疽生頸後、屬督脉、又屬太陽、發有二、湿熱交浸外感者輕、五藏蘊結内發外者重、宜烏金丹勝金丹汗之、壯実者一粒金丹下之、稍遲潰出膿水、入風發搐、鮮血暴湧、膨脹譫語者

死、

天疽△在天柱骨上、痒入心骨、肩背拘急、宜活命飲、加羌活吉更或烏金散、勝金丹、選用、若潰爛神昏、嘔逆血不止者死、屬旁光

杼疽△在頸上兩耳後、但痒時出清水、漸漸大如珧琄之点、宜八陣散、奪命丹、活命飲、加吉更柴胡之類、若过時不治、潰爛日久骨出者、大惡症也、鬱積之人、必难治、屬旁光大杼穴

夾疽△生喉之兩傍、宜琥珀犀角散、或活命飲、加玄參桔梗黃連、如潰者难治、痰涎壅盛、虚火上升、食不進者死、屬胃

頸癰△在頸上、宜活命飲、加玄參吉更升麻、或勝金丹、奪命丹汗

之壯實者，一粒金丹下之；老弱者，十全大補湯、人參養榮湯。若潰而不斂，煩燥脹滿，便淋嘔吐者死。屬陽明胃

喉癰在結喉間，又名猛疽，其勢猛烈可畏，急宜清熱攻毒之藥，黄連消毒散、紫金丹、烏金丹，選用。壯實者，一粒金丹下之；若過時不治，穿喉咽噎者死。屬陽明任脉

肩部

肩疽生肩上，乃手足三陽交會之所，宜活命飲加柴胡、吉更。更壯實者，一粒金丹下之；老弱者，十全大補湯托之。屬膽、肩井穴，又屬旁光。

蓮子發，又名太陰疽，因肝腎氣血結聚而成，生于肩甲中，宜活

命飲加桔梗黃芪或奪命丹勝金丹黃芪木香散選用壯實者一六金丹下之色赤者可治青色者喘嗽大渴脉微胸滿者死

左右串搭与螻蛄串不二△左肩骨串于右者易治右串左者难治皆因脾受湿毒氣血傷背復傷于心陰陽交錯故也宜勝金丹活命飲加羌活吉更壯实者八陣散一六金丹下之若元氣不足急宜補之

缺盆疽△生肩前陷中又名鎖骨疽初生心腹脹滿肩背拘急宜隔蒜灸先服紫金丹如惡症退小便利用六一散後服十全大

補湯。此經少血多氣，潰難合口，危篤者凶。屬胃經。

鼠疽即上搭也。在肩膊骨上，因府藏熱毒及怒氣傷肺而結，初宜陽蒜灸，活命丹加羌活、桔梗、柴胡，或勝金丹、奪命丹選用。潰後宜十全大補湯、黃芪木香散、人參養榮湯治之。

過肩疽又名筋疽，生肩後夾脊兩邊，堅硬痛疼，寒熱似瘧，初宜陽蒜灸，活命飲加羌活，或勝金丹、奪命丹汗之，壯實者一粒金丹下之，或萬病解毒丹選用。屬小腸肩外俞穴。

瀝疽生項腦、兩乳結核，或生兩膀軟肉處腫塊，其發緩，其症冷，因肺肝受風毒怒氣結成，宜玉龍散敷之，內服十宣散、何首烏

散勝金丹選用、

臑發疽△在肩前側脅上、初宜散服活命飲加升麻吉更、或内補黄芪主之、屬肺經、

夾疽△在肩膊下隙内、宜内托黄芪柴胡湯、虛弱者、黄芪托裡散、木香散人參养荣湯、十全大補湯治之、屬手太陰脾、

臂部

臂癰△在臂外、屬手陽明、臂内為魚腹疽△屬足太陽心包、在臂上腫連肩顒、名肩風毒、胃經受風寒而生、宜活命飲加羌活独活桂枝桔梗、水酒煎服、或奪命丹、勝金丹之類、若症慢不能

有頭雖發散亦不能消宜補托之藥候其自愈

肘後疽△ 肘後疽生肘後因肝腎經氣血流注結聚而生宜服黃連消毒飲活命飲加柴胡独活升麻吉更烏金丹紫金丹老弱者黃芪木香散十全大補湯千金托裡散治之

骨螻疽△ 在手臂初起癧如粟漸大如赤荳痛如可忍旬日大如胡桃其色枯紫一月後遍身攻串口吐黃水穢臭膿血向進飲食人与沐浴扶起皮肉俱爛以至損身因七情不和急服黃連消毒散勝金丹烏金丹活命飲加羌活稍遲神仙难治

手部

手腕疽　在手腕，屬手太陽〻明二經，初發面目手臂俱浮，不進食，惟飲水，宜玉樞蟾酥丸敷之，如潰必有膿，敷丹蛆一合，方可收功，宜補養可愈。

手發背　生手背，屬手太陽、少陽〻明三經，被風熱鬱滯而成，宜活命飲加黃連、黃芩、吉更、支子、桂支、升麻，水酒煎服，或紫金丹、烏金散、奪命丹汗之。壯實者，一二金丹、八陣散下之，老弱者，宜大補之劑。

手心毒　在手心中，屬手厥陰心包絡，因積憤、積熱、七情所致，初宜炙之，以泄其毒，宜活命飲加桂枝、桔梗，或紫金丹、奪命丹、烏

金散選用、壯實者一二金丹下之、潰用參芪補之、勞宮穴

合谷疽 又名手叉刺 又名螃蟹毒 屬陽明經、因風熱蘊而生、初宜灸之、服活命飲加桂枝桔梗升麻水酒煎服、或紫金丹烏金丹奪命丹、壯實者一粒金丹下之、老弱者、十全大補湯十宣散之類

調疽 生手大指、屬太陰經、初生小點、漸大如荳、後如桃李、或青或紫乍黃乍白、或痒不痛、或痛徹于心、宜截去之、四日浮膿者生、黑血者死、急宜烏金散紫金丹汗之、壯實者一粒金丹下之、嘔吐膨脹、齒縫出血、不食者死、少商穴

天蛇頭生中指、屬手厥陰心包絡、風毒積熱所致、宜活命飲、加柴胡羌活吉更黄連、或消毒飲、紫金丹、烏金散、選用、如肉黑頑麻爛脫指節者死。（中衝穴）

敦疽五指頭皆生、因臟腑積熱而生、治不可緩、宜內疏黄連湯、或紫金丹烏金散汗之、或一三金丹下之。（屬手太陽、明、厥陰三經）

胸部

馬刀瘡、前肩肋上、堅如石、大尺許、飲食不進、遍身疼痛、煩燥、不寐、膺膈膜脹、脅肋皆有形、長如蛤、俱馬刀、屬三焦、胃、肝、心包絡等、鬱火怒氣積痰所致、宜灸、宜汗、服勝金丹、烏金散、壯實

者、一粒金丹下之、或活命飲加柴胡、如潰爛徹骨不斂者死

膻中發△生兩乳中心窩上、名氣海、氣所居焉、分布陰陽之所、如

如七情不和、府藏陰陽不調、即發此症、宜活命飲加紫蘇薄

荷汗之、或奪命丹、勝金丹、紫金丹選用、如潰難治屬任脉、

井疽△又名穿心冷螻、在心窩、初如荳、肉不变、冷氣攻心、精神恍惚、

嘔吐食臭、冷痰膨脹、或心燥如焚、唇焦舌乾、飲冷盜汗、是其

候也、宜活命飲加黃連吉更、或勝金丹、烏金丹汗之、壯實者

一粒金丹下之、或犀角解毒丸屬腎經任脉、

脾發疽△在心窩下旁、因食煎爆、醉飽行房、毒聚傷脾而致、宜活

命飲加吉更丹麻或柴金丹汗之，壯实者八陣散下之，老弱者十全大補湯治之，遲則泄瀉如蟹沫者死。屬脾經

臍部

臍疽在臍上，屬手厥阴心胞絡，由肝火怒氣挾熱毒相并而生，宜活命飲加柴胡或柴金丹、烏金散之類，壯实者一立金丹下之。初發如胡桃，微痛微腫，漸大如盆，數月大如盤，堅硬如石，莫作肝積痞塊湿痰等治，如脉微遲，宜化氣丸、六一散服之，漸消。

内臍丹毒生臍下至腰胯間，色赤如霞，腫痛昏迷，嘔噦腹脹，二

便不通，急宜砭去惡血，服防風通聖散，去白朮、甘草，或紫金丹、勝金丹汗之。如無汗、不食、譫語、遍身青紫者死。

腹部

衝疽（△）又名中發疽（△），又名壅腎（△），生臍上寸許，因心經熱盛，流入腎經所致，宜流氣飲、活命飲、勝金丹、奪命丹選用。如赤色高腫，膿稠者可治；如平塌黑色，膿清渴甚，膨脹，惡心，泄瀉，詀語（內腎），疼痛，遺尿不斂者死。

臍癰（△）生當臍，因心火熱毒流于大小二腸，結聚而生，宜何首烏散、活命飲加升麻，或紫（金）金丹、三生散，壯者一二金丹下之。（屬任脈陽明）

緩疽在小腹左边屬足太阳阳明積熱結痰所致初起寒熱間作飲食少進漸致羸尫數月堅硬如石宜柴金丹八陣散活命飲間用十全大補湯後可以銷

小腹癰生臍下一寸五分氣海二寸為丹田臍下為関元皆屬任脉因七情不和所至宜活命飲柴金丹奪命丹壯者一二金丹八陣散下之老弱者黄芪木香散十宣散十全大補湯若頂陷膿清火不斂者死

背部

對心發即中發也傷肝而生上發者傷于肺在天柱骨下下發

毒傷于腎，名对臍發，三發俱在脊中，皆屬腎脉，因積热恣气而生，初發粟或麻或痒或痛或不痛，宜隔蒜灸，服活命飲加羌活或紫金丹、勝金丹、奪命丹，選用汗之，壯者一粒金丹下之，或八陣散，老弱者黄芪木香散、十全大補湯托之。

兩頭發生背上，其形兩頭小，四边散，又名满天星，名廣錦發，俱因怒气擒热所至，宜活命飲加羌活或紫金丹、勝金丹，壯者八陣散、一主金丹下之，高腫紅潤者生，低陷黑黯者死。

鼠攢癰在背膂之間，三兩處而發，又名遊走血脾癰，多發于足少陽厥陰二經，因怒气積热而成，宜順气清热汗散之剂，或

黄連解毒湯活命飲加黄連支子或紫金丹壯實者一粒金丹下之老弱者黄芪木香散十宣散无膿黑陷躁亂者死

陰陽疽在背上麻木不常時腫時塌忽軟忽硬乍寒乍熱或紅或不紅是也因七情内乖陰陽不和而生宜活命飲加羌活或勝金丹選用十日得膿者可治如无膿躁亂昏迷不食者死

禽疽在背上十數處如拳觸狀或麻木或拘急不痛七日寒熱口禁神昏脉燥或微汗无汗者死如神清脉和得汗者生宜活命飲加羌活獨活或勝金丹奪命丹如漫腫不潰者宜臺閣紫微丸

竟體發在背上又名撒眼發此症麻木微癢肉色不變如牛領之皮二三尺許因盛暑空腹感穢反憤怒鬱積所致宜活命飲加羌活或服黃連消毒散勝金丹烏金散選用壯者八陣散一金丹下之宜隔蒜灸後服補藥如肉色紅潤服汗藥得汗者生無汗腹脹神昏脈微促代黑陷乾枯者死

蜂窠發在背上狀若蜂房寒熱痛楚食少膨脹十日內不塌淋瀝脈微四肢厥冷因暴怒或服耗散之藥而生宜活命飲加參芪桂朮兼以烏藥青皮木香之類潰後宜十全大補湯

酒毒發疽在背當心而痛麻木不常累累如彈如拳堅硬如石遍身拘急五心皆痛由飢飽勞傷炙煿厚味所致宜黃連內踈湯紫金丹勝金丹內托溫中湯如神昏脈亂大渴狂言不食二便秘結內陷者死

丹毒發疽生背上細癗無數漫淫一二尺如湯火傷煩燥多渴因服丹石剛劑所致宜黃連消毒散勝金丹國老膏肌肉紅潤者生如紫黑神昏脈亂膨脹嘔噦者死

黃瓜疽又名肉龜在背側高二寸長尺許肉色不變狀若黃瓜疼引入心四肢麻木是也此症多不治急服紫金丹勝金丹

奪命丹、活命飲、加羌活、柴胡、神仙追毒丸、選用、如脉微自汗黒色平塌、用独姜散主之、服臺閣紫微丸、

龍疽、即中搭也、在第九椎、兩傍腫痛、兵頭寒熱大作、屬太陽經由七情不和、憤怒熱積所致、壯者、一三金丹、或八陣散、下之、活命飲、加羌活、柴胡、黄芩、水酒煎服、老弱者、黄芪、木香散、十宣散、十全大補湯選用、如色赤紅潤腫起者可治、色黒紫陷悪心暈眩、大便滑、小便淋、詁語不食者死、

腰部

連腎發、即下搭也、在十四椎傍腰背之間、因房勞太過、至傷腎

水、令人口乾寒熱、百節皆痛、宜勝金丹、內托黃芪散、活命飲加羌活、黃芪、如嗽嘔不食、腰痛不能俯仰、治緩、膿透膜者死、如潰後膿清腥穢昏悶者死、

石疽在腰之間、肉色不变、堅硬如石、經月不潰是也、屬少陽、陽明二經積熱邪毒固結、元氣不足而生、宜活命飲加羌活、独活、柴胡、黃芪、及紫金丹汗之、壯者八陣散、一五金丹下之、老弱者、十全大補湯、人參養榮湯托之、若麻木不痛、黑陷不起、嘔噦不食、精神昏乱、脉代者死、

纏腰火丹、遶腰而生、纍纍如珠、由心腎不交、肝火熾盛、流入膀

胱急宜内疎黄連湯壯者一二金丹下之或活飲加黄芩黄栢外用滑热解毒敷涂此症如不實治疼纏腰接連毒入膀胱脹不食者死

下部

便毒生小腹下摺縫两边名曰魚口又名血疝又名横痃又名路岐由是厥阴肝火陰腎怒气積热鬱火所致或生下疳邪毒壅結而成宜炎或八陣散一二金丹下之者弱者十全大補湯加柴胡木瓜或人参养荣湯成膿者刺之宜服鯉鱗丸神効如不治發惡疮

囊癰生陰囊，如玉莖連者，名腎癰，屬足厥陰，怒氣積熱所致，宜龍胆瀉肝湯，或八陣散一，五金丹下之，老弱者，十全大補湯加柴胡、龍胆草、木瓜。此症雖潰出膿血，睾丸顯露，亦不死，宜服人參養榮湯、八珍湯補之。

妬精瘡在外腎，又名下疳，生玉莖內，小便澁痛，餘瀝出膿，名蛀疳，由肝腎二經濕熱所至，或與生瘡婦人交媾，邪觸而生，或同生瘡人臥，纏染而生，宜清熱祛毒，或防風通聖散加木瓜、柴胡。治法與飜花瘡同。

穿襠發生背之極下尻，屬督脉及太阳經，由勞傷憂思積鬱所致宜活命飲加羌活神仙追毒丸勝金丹選用壯者八陣散一立金丹下之老弱者十全大補湯人參養榮湯此症宜速治爛潰者後必成漏麻木嘔吐泄瀉黑陷者不治

臂癰生臂上屬大腸湿熱所致此症难治小腹之後為陰中之阴氣血罕來壯年可治宜內托羌活湯或內托復煎散加羌活或勝金丹黃芪木香散選用壯者一立金丹下之老弱者十全大補湯人參養榮湯腫而不潰者臺閣微丸此症在補養為主其禍多在結痂之後切須謹慎

懸癰在陰囊之後穀道之前屬少陰腎經由強力房事精氣阻

節致此，初生如松子，漸大如瓠，治緩後必成漏，如云鮮血，宜十全大補湯去桂，倍加參，一服即止；潰云紅膿，宜活飲，亦服十全大補湯；如結核不消，用潤水炙甘中煎，服数次即消。任脉

股部

上馬癰在左大股之內，下馬癰生右大股，近肛門者為肛門癰，俱屬太陽經，由七情不和、憂潰湿熱所致，宜内托黄芪湯、内托羌活湯、十全大補湯選用，或勝金丹、紫金丹，壯者一立金丹下之，八陣散。如嘔吐不食、麻木黒陷、冷汗泄瀉、小便不利、煩燥狂言、脉微代者，不治。

伏兔疽在腿外側胯下五六寸屬是陽明胃宜早治遲則不治初發寒熱大作疼痛徹心焮腫无頭宜隔蒜灸有泡則生无泡則死宜服活命飲加牛夕木瓜漢防已或紫金丹勝金丹汗之壯者八陣散一二金丹下之

附骨疽在股外屬足太陽陽明二經在股内屬足少陰厥陰二經因患流注表毒未盡餘毒附骨成疽又因風濕熱附骨而成骨乃腎之餘腎虚則骨冷骨冷則氣滯血凝而成但能腫不能膿又因醉後涉水履雪寒入于脾痰血凝而附骨疽初發乍寒乍熱痛无時而無汗痛深不移按之痛即止者是也

宜隔蒜灸數十壯，用勝金丹、烏金散汗之，壯者一二金丹下之，或八陣散亦可。久則陰極生陽，寒化為熱，而成膿，膿成則宜烙，急服十全大補湯加牛七、木瓜。又有潰後經歲不合，朽骨腐出，骨雖出而不愈，為終身之咎。視其白膿清稀，碎骨初脱也，内深难取；膿白而稠者，[illegible]碎骨將出也，内淺可取。骨出後宜補益氣血而自斂，或人參養榮湯，或何首烏散，此散能調陰陽。未成膿時，以沖和膏敷之。

腿遊風

腿遊風在腿股之間，忽然赤腫，屬足太陽，由風熱相摶而生，宜砭石出惡血，以防風通聖散去白术，加黄柏、牛七、防己三味。

委中毒在膝後摺紋内、屬太陽旁光而發、宜八陣散服之必有瘀血五斗毒自消矣遲則潰、潰則必然筋縮、些症婦人生者多、

膝部

鶴膝瘋生兩膝、又名皷槌瘋、屬足少陽、陽明、或曰中湿而生、或曰痢後脚弱緩痛、名曰痢瘋、或傷寒餘毒而生、宜玉龍膏酒調熱敷之、或冲和膏是以引氣血、或陽蒜炎、宜服大防風湯、追風丸倍加乳香、或四物湯、

膝癰生膝蓋上、如膝之兩傍腫痛、手不可近、增寒壯熱、名膝腿

毒如一膝不甚痛而微紅、名膝遊風、皆屬足少陽、宜勝金丹、紫金丹、八陣散、活命飲、加牛七、黃柏、[illegible]惟膝遊風宜聖授丹、換骨丹、防風通聖散、加牛七、木瓜、治之、

腿部

黃鰍癧在足小肚内側、微痛微紅、堅硬如石、三四寸許、痛不可忍、屬太陰脾、厥陰肝、積憤濕熱而生、宜五香湯、流氣飲、加牛七膝、木瓜、防風、黃柏、實者、一立金丹、下之、萬（或）病解毒丹、弱者、十全大補湯、加牛七、木瓜、治遲則潰、出黃水、虛火上升、嘔吐不食者死、

青蛇便在足肚之下結塊長二三寸許寒熱大作飲食不進因大陽少陰虛損濕熱下注而生宜刺去惡血服活命飲加木瓜牛七黃栢或烏金散紫金丹選用如虛弱之人嘔吐膨脹神昏脉躁者死

瓜藤纏在足腿上生核數枚腫痛久之然後潰爛屬足太陽由臟腑積熱流注下部生之宜防風通聖散加兵郎牛七防己

濕毒流注在足脛之間狀如牛眼或紫或黑爛潰淋漓久而不斂因暴風疾雨寒暑濕氣而成宜防風通聖散加木瓜牛七防己或當歸拈痛散加牛七

下注瘡又名湿毒瘡在脚脉間膿水不絶連歲不愈由脾胃湿熱下注而成在外臁屬足太陽火陽在裡臁屬足厥陰太陰宜防風通聖散加木瓜防己牛乜外用祛風菉湯洗之或貼夾膏或製女貞葉貼

脚拐毒在外膝骨上屬火陽胆足太陽膀胱因湿下注而生宜内托羌活湯黄連消毒散内托復煎散選用或勝金丹烏金散紫金丹治之

多骨疽生足脛又名剩骨疽又名朽骨疽曰氣毒壅結成骨非止骨也或未潰之前多服補劑毒不能散而成骨此症久不

能斂腐爛骨蝕者可愈宜勝金丹烏金散十全大補湯加牛七防已或人參養榮湯加牛七木瓜防已之類相間服之外用仙授隔紙黃龍膏貼之

腓腨疽生足小肚屬腎經因腎水枯竭積熱所致古人謂不能治宜活命飲加牛七木瓜黃柏壯者一立金丹下之老弱者八珎湯加牛七如注膿血者生注清水者死

褲裳瘡又名裙風瘡男子為臁瘡由氣血凝滯經絡湿熱下注而生肌肉紫黑痛痒不時經年不愈最难取効宜独活寄生湯防風通聖散加牛七防已木瓜外用隔膏貼之

足部

鞋帶癰在内腂因寒湿滯于足陽明厥陰血澁氣阻所滯初宜灸之服流氣飲加牛七木瓜防己壯者一六金丹下之老弱者十全大補湯内托黄芪湯柴胡湯

脚發背生足背上屬陽明胃經足少陽胆湿熱下注以致生疽丘墟穴初宜灸之服活命飲加肉桂木瓜牛七虚弱者十全大補湯托裡温中湯膿稍可治膿清紫黑陥者死

脱疽生足大指其餘足指生者名曰敦疽其症易治俱屬足太陰厥陰初宜隔蒜灸壯者一六金丹下之或勝金丹烏金散

奪命丹、汗之、赤腫大痛可治、麻木紫陷者、可急將大是指截之、如不割去、嘔吐湯菜不進者必死、

甲疽生甲上、或趯傷而生、或窄靴所傷而生、四傍焮腫、黄水浸淫、五指皆爛、漸漸上引、如火灼狀、昔毛狀元瓚因此而死、宜綠九散敷之、

嵌甲盛是指生瘡、爪甲脫落是也、又名代指、因筋骨熱盛所致、宜黄連消毒散、内疎黄連湯治之、

兎嚙疽在足跟、狀如兎嚙、屬足太陽中脈穴、乃陰蹻陽發源之處、因藏府積熱、其毒浮腫、忌毒藥敷貼、初宜灸之、服活命飲

加肉桂牛七、或勝金丹烏金散紫金丹選用，如黑陷木悶神昏脉乱飲食有妨過時注爛者死

琉璃疽生脚跟之傍，屬足太陽，其色黄腫，如琉璃之狀，因行路崾崾，肭傷筋骨而生，宜五香湯活命飲勝金丹烏金散選用，壯者一二三金丹八陣散下之，如元虚嘔吐者不治

脚心癰生足底心，又名湧泉疽，屬火，陰腎虚損所致，初宜灸之，服活飲加肉桂牛七或勝金丹烏金散紫金丹選用，壯者一二三金丹下之，如不足注爛悪心迷悶脉微代者死

内部　上

癰疽內發者此七情所傷五火所鬱府藏積熱而致所屬經絡各有腧穴可驗審其虛實而施治之又云外症易識內症难明得其法則生失其法則死然內發癰疽膿血皆從便出惟肺癰膿從口出如發癰疽心陽之上屬上焦在氣分宜瓜蔞飲子拔毒之類發于中下焦者血分也宜桃仁承氣湯薏苡仁湯之類或烏金散奪命丹勝金丹之類上下通用

內症明辨

中府隱隱而痛者肺疽也上肉微起者肺癰也中府穴在乳上三肋間雲門下一寸六分肺之膜

鳩尾隱隱而痛者，心疽也；上肉微起者，心癰也。鳩尾穴在敝骨下三分，真心之膜，禁針。
期門隱隱而痛者，肝疽也；上肉微起者，肝癰也。期門穴在乳下一寸五分，肝之膜。
章門隱隱而痛者，脾疽也；上肉微起者，脾癰也。章門穴在臍上二寸，兩傍各六寸，脾之膜。
中脘隱隱而痛者，胃疽也；上肉微起者，胃癰也。中脘穴在鳩尾下三寸，胃之膜。
天樞隱隱而痛者，大腸之疽也；上肉微起者，大腸癰也。天樞穴

在臍兩傍各二寸、大腸之膜、

丹田隱〻而痛者、三焦疽也、上內微起者、三焦瘜也、丹田、在臍下二寸、三焦之膜、

関元隱〻而痛者、小腸疽也、上內微起者、小腸瘜也、関元在臍下三寸小腸之膜、

京門隱〻而痛者、腎疽也、上內微起者、腎瘜也、京門穴、在季肋下腰口、腎之膜、

中極隱〻而痛者、膀胱疽也、上內微起者、膀胱瘜也、中極在臍下四寸、旁光膜、

内癰外面微紅腫根不移者是也宜烏金散三生散勝金丹活命飲治之如内癰須忌毒物燒酒辛辣炙煿魚腥不忌則發反覆难療如痛走悶移動則為氣塊也

肺癰由内外兩感風寒憂思鬱結迎寒飲冷而成寒熱併作狀若傷寒咳嗽膿血飲食有碍胸脇隱痛咽乾多渴兩足浮腫大便滑小便赤喘急腹脹睡卧不安是其候也宜黄芪湯吉更湯勝金丹烏金散如膿吐自止者自愈也如咳嗽氣促膿如米粥者死若破入風痰壅如瘧冷汗出者死其脉短澀者易愈脉洪浮者难愈

盤腸癰，在左脇下，初紅腫如栗，漸漸大如盃盞，攻注皮膚，注云黃水，腹脹如鼓是也。由藏府積熱歸于大腸而成，或食死畜肉而生。宜活命飲、烏金丹、勝金丹，壯實者一二金丹、八陣散下之。若潰者膜袋擂者死。凡生腸癰疼痛，看意者鼻柱上凹處寒毛直豎者是也。

大小腸癰，其症腹腫，小便數，寒熱作，轉側有水声，遶臍痛，或腹痛，或遶臍生瘡如粟，或大便膿血如痢臭穢難治。由大小腸積熱所致。宜千金漏芦湯、或雲母膏、勝金丹、烏金散選用。

雜症明辨

時毒即大頭傷寒面耳鼻項腫痛是也屬手陽明裡實者宜通聖散表實者消風散汗之腫痛甚者宜砭去惡血為良以活命飲加玄參吉更紫蘇支子黃連宜疎風降火之藥

魚肚發或生于手指節中或生于足指下節或生于足小肚或生于手臂肚或生于腹肚皆由積熱所致隨其經而托之

風溫流注手足頸面遍身如貫珠流走腫起疼痛宜服小續命湯獨活寄生湯何首烏散神仙追毒丸換骨丹之類

伏鼠疽或生手臂內外或生足腿股間疼痛不一狀若圭壁由七情所鬱陰極內燥所生急用紫金丹奪命丹汗之稍遲毒必

内攻、嘔吐不食者、死、

遊風毒△遍身紅腫或青或紫僵仆不醒卒然不知人事猶如醉狀急宜用清酒澆腫處砭去恶血宜服防風通聖散去白朮加羌活独活官桂紫蘇黄連葱頭水酒煎好灌之如不入者死悞服他藥者死

内蝴蜂毒△生遍身手足間痛如刀錐乍痛乍止寒熱煩悶皆由藏府積熱七情不舒憤怒久鬱而成宜服黄連解毒湯一二金丹勝金丹流氣飲選用如脉躁乱或微代元氣不足者死

狐刺瘡△因手足被竹木签傷損所成有一二腫雄狐刺只一個母

狐刺有七個瘡口背有乱絲如刺者是也宜用炉中炭灰乾摻腫處用米醋澆之一日三換即瘥

發瘡有肩及兩肋瘡疽是也屬足少陽厥陰積熱所致宜活命飲加升麻吉更或紫金丹烏金散汗之如半月内判浔白膿者生刺出黑血者死半月後無膿黑陷者死

歷節風又名風湿痺此症兩膝腫痛以至遍身骨節皆痛按之不止如婦人類血風男子類軟風宜附子八物湯主之或天樞丹育腎換骨丹之類

賊風何以别之由風邪傳于骨節遇夜則痛甚皮膚骨節不甚

熱熱而索索惡寒，用熱物熨之，痛處即減，宜羌活愈風湯、防風通聖散汗之。如不治，必為彎曲偏枯。先賢云：陰溼寒疾，風淫末疾，蓋手足四末。宜玉樞丹、育腎換骨丹、雷火針治之。

白虎飛尸類歷節，自有辨。歷節走注不定，按之痛不止；白虎飛尸痛淺，按之痛便止。宜小續命湯、玉樞丹之類，或雷火針針之。之如痛久不止，亦能作膿，後必成偏枯。

風串毒瘡，即熱毒風瘡，在皮膚間，如碁子大，或如雞卵，纏綿者串不已。曰内蓄熱毒，外感風寒，臟氣内外薰蒸所致。宜黃連消毒散、内疎黃連湯。如不痛者，痰也；痛者，風熱痰也。又宜服

紫金丹不可混治、

遊丹毒、此症初發兩手紅腫、漸赤青紫是也、曰心經積熱、發於皮外游走不定、從腰走入四肢者輕、四肢延及腹者重、急砭去血、宜防風通聖散加羌活独活木通之類、

氣毒流注、此症走痛不一、發無定處、久而聚腫、或潰或不潰、又名螻蛄走串、宜流氣飲加独活、壯者勝金丹、氣虛者难治、

癀瘡、又名蕃茄瘡、狀若黃臘、或如棉花、故又名棉花瘡、細小者名廣痘、曰肝腎二經濕熱、或色太過、損腎所致、或感邪氣所成、或生下疳、蓄毒而生、宜食毒物發之、後服防風通聖散加土

茯苓、如瘡婦毒散、宜八珍湯、十全大補湯、補養気血而愈、不忌房勞憂慮酸醋斂毒之物、必發癱瘓生于手是心、重疊而高、亦名千層癱、如不忌白腸、能發鬱火、不忌冷水輕粉、必成廣筋寒、或成風塊、其狀堅硬、肉色平淡、或痒或痛、多結毒在頭面喉鼻之間、經絡交會之處、潰則膿水淋漓、可畏也、

痼發、此症在骨骼之間、初如奔李、隱于肌肉、不痒不痛、虛弱之人發遲、壯者旬日而發、紅腫、必先內潰而外潰、瘡色紫黑、膿水腥臭、痛徹于骨者是也、因藏府積熱、鬱火所致、宜紫金丹、蟾酥丸、奪命丹、勝金丹、選用、壯者一二金丹下之、後用順氣

消風補托之剤、如潰而不歛、久必成漏、如悪症多、湯藥不入者死、

人面瘡生在膝上、形如人面、口眼俱全、酒滴其口、則瘡赤、啖物則脹、不尒則寬、諸藥俱不善、唯畏貝母、故煎湯毀其口、或為末掺之、数日成痂而愈、昔佛治此瘡用三昧水頻頻滌之而痊也、

瘤有数種、血瘤内有血色紅、不宜針、属心、因暴怒火旺、逼血騰沸、被外邪所搏而成、筋瘤因肝火燥筋攣而成、肉瘤脾土消薄、氣鬱于肌肉而成、氣瘤肺氣劳傷外寒搏結而成、骨瘤傷

腎過骨、無榮养而成。　又有風瘤、膿瘤、粉瘤、虱瘤、髮瘤之類、
宜八陣散、烏金散、龍珠膏治之、外用蝦蟇皮貼之。
痔漏其名不一、曰牝、曰牡、曰氣、曰血、曰酒、　又有腸風痔、脉痔、
雌雄痔、蓮花痔、菱角、牛乳、蜂窠、盤腸、玄珠、鷄心、珊瑚、垂珠、
鷄卵、此立形雖別、而皆由房勞過度、醇酒甘肥、醉飽行房、血脉
擾動、腸澼滲漏、衝注下焦、變為痔漏。疾始發、宜秦艽白术丸、
槐角丸、實熱者秦艽蒼术丸。　踈利藏府、及洗痔湯以取内
消、忌酒面甘肥房室辛熱、如不禁忌、必然腐爛膿血、旁穿竅
穴、必不能瘥、宜寸金錠子三五次、內服補氣血之藥、庶可愈

耳。

瘰癧有風毒、熱毒、氣毒之異。又有瘰癧、筋癧、痰癧之別，皆屬于少陽一經，因不守房事，延及陽明、太陽，漸漸隨經流注，腋脇手足皆有此症，大抵厚味鬱結所致。實者易治，虛者可慮，且少陽經氣多血少，决斷有相火，如婦人見此，寒熱併作，月經不調，稍久成怯，自非斷欲食淡，神仙难治。宜用艾炙火針針之，內核納針頭散于孔中，外用綠雲膏貼之，三日後內云搗膿，膿盡取核，以絕其源，內服疎利之藥，虛弱者補其氣血，而後治其症也。

婦人門

癰疽△若人胎前所生、必當安胎。産後生者、宜補益敗毒之劑。審其丈夫邪毒深淺、如邪氣盛、元氣實、宜敗毒、邪毒盛、元氣虛、宜峻補托、如邪正相搏、攻補兼施」

痓

痓者△産後如驚風狀、因生瘡疽去血過多、則成痓、宜補爲先、四物湯、人參養榮湯之類、

濕毒流注△此毒生于婦人胎前、小水不利、陰戸忽痒、傳之兩股、肉痒甚、累々如珠、搔破即痛、數日臀及腰胯皆然、黄水浸淫、寒熱不已、肌肉如削、此皆氣血不和之症、宜活命飲去花粉

赤芍加芩連白术烏藥灯心服之或以燕子木通澤瀉連翹藁本之類或用枸杞苗金銀花藤紫蘇薄荷槐柳桑榆枝煎湯洗之

乳發有數種乳房屬明乳頭屬厥陰皆因忿怒憂悶鬱結厚味所致則厥陰之氣不行故竅閉而汗不通陽明之血沸騰故熱盛而化為膿或婦人陰極陽衰瘀血停滯隱核於內硬堅如石漸漸開大不痒痛或麻木時作寒熱乍發乍止經月不潰名曰乳岩初宜隔蒜炙用活命飲加柴胡甘麻青皮橘葉或瓜蔞散三聖散烏金散勝金丹選用壯者一六金丹虛弱

而注者、宜十全大補湯、人参养榮湯、宜疎氣行血、忌用刀針、若潰後情思如意、氣血強壯、膿水黄稠者、可治、如肉色紫黑、嘔逆不食、或血水、或流黄水、終难充効、老弱爛見藏府者死、婦人懷孕生癰、名曰催乳、宜安胎順氣之系服之、分娩自愈、或当乳上發者、名曰乳氣、發于乳左者、名曰侵囊、又名畨花、石榴發于乳右者、名曰乳癰、又有小児含乳而睡、口氣所吹而生、結核、名曰乳梗、又名吹乳、然而名雖不同、治法不二、治法当宜早潰、則难歛、終难取効、

裙風瘡、生于小股、膿水浸淫、疼痛不已、因經脉不調、氣多血火、

宜当帰拈痛湯独活寄生湯内托黄芪柴胡湯逍遥散外用
隔紙膏貼之

隂毒又名云珠生于隂户腫痛寒热此因肝腎積热所致宜活命飲加高本独活甘草或勝金丹烏金丹之類又用狗橘葉炒热絹包熨之

胎瘕又名湿痰下注此症多生胎前七八月内外或生于大股或生于小腹結塊如拳痛疼不已色白如綿四傍堅硬脉微而数大便滑小便閉飲食少膨脹甚急宜何首烏散十全大補湯柴蘇飲加黄芩白术安胎庶可保耳

小児門

痘毒隨處而生，因出痘之餘毒也。用藥甚難，以其苦之劑，恐損脾胃；下敗毒之劑，恐傷元氣。必察虛實，實則先敗毒而後補，虛則終始不可汗，亦不得早開，如補多針早，不能收斂，必爛出腐骨，必然難愈。宜独聖散。

瘡疥小児久患，以致四肢浮腫，小便不利，狀若蠱脹，亦名風水腫。又有瘡毒入復發腫惡心而喘，神昏脉代者死。宜防風通聖散，加木通、車前子、澤瀉、甘草、瞿麥、扁豆、淡竹叶、燈心、尖蒂白蔓蔔一枚，水煎服，通利水道而愈。

痰核生于頸項，肉色不变，積日不潰，形独而小，是胎毒積痰也。属火陽三焦，宜製南星為君，清热攻毒之药佐之，可漸消。亦有不治而危害，亦有經年而不注者，宜活命飲加南星、半夏、吉更、柴胡，或紫金丹、烏金散，兼服十全大補湯去肉桂，加玄参。

無辜疳生核腦後，穴名醫風，脉属火陽。其腹中有塊，髮毛焦稀，腹大氣急，是此疾也。宜速破之，内有虫如粉，不破則虫送氣流散經絡，滛蝕藏府，以至肢体瘦疮，便利膿血，久則脫肛，羸瘦壯热，終為不治。

丹毒隨處可生，色赤如丹砂，如流霞不定，其熱如火，燥悶脹膨，痛不可忍者是也。因乳母過食煎煿，或烘燥衣即与兒着，而冷風乘之，夾冷夾熱，故色變易不同，或紫或紅，或如玉色。四肢入腹者难治，腹入四肢者易治。宜砭去惡血，用白玉散、碧雪散付之，内服犀角解毒散、防風升麻湯。如丹毒入腹，脹急神昏者死。

風毒因驚風後血氣畜滯，結成頑核於腮頰耳根，即成腫毒。宜百解散、当歸散加大黄、只壳、角刺、薄荷。如在咽喉間，急用踈風散、火之劑。

熛瘡在腹上，初生瘰瘰如粟，痒甚，搔即成瘡，以漸開大，狀如火灼，又名灼瘡，乃胎毒也，屬手厥陰，宜黃連解毒湯，外用五枝湯加枸杞苗、忍冬藤、紫蘇、薄荷等藥煎湯洗之，用清涼散傅之。

○黄連消毒飲、治太陽經病、瘡疽發于腦後、頸項熱毒焮腫、太痛、發熱、麻木不痛並治、

黄連姜製 羌活各圣錢 黄芩 黄栢酒炒各異錢 知母制 生地 独活 防風

連翹 歸尾各徃分 藁本 防已 桔梗各活分 黄芪 蘓木 廣皮

澤瀉 人參 甘草各桼分 右㕮咀水煎服

○十宣散 治瘡瘍脉緩濇、身倦惡寒、或脉弦緊細者、用散風寒、助元陽之劑、

人參 當歸酒洗 黄芪炙 白芷 川芎 桔梗各𠀌錢 厚朴姜製活分 防風

肉桂各桼分

○内托羌活湯 治足太陽尻臀生疽、堅硬腫痛、 左右尺脉俱緊、按之無力、

羌活 黄栢酒製各人錢 防風 藁本 歸尾各圣錢 肉桂恩分 連翹 甘草炙

蒼朮　廣皮　紅花各活分　黄芪一錢五分　食前温服　取汗

白芷升麻湯、治手陽明臂上生癰、兩寸脈皆短、兩關脈弦按之洪緩此乃入風之變也、

白芷錢半　升麻　桔梗各七錢　甘草炙　紅花各五分　黄芩酒炒　黄芪各四錢

食後温服

內托黄芪柴胡湯、治足太陰厥陰之分癰疽、腿近膝處或附骨疽、初生腫痛、勢大脈細而絃、按之洪緩有力、

黄芪二錢　柴胡　土瓜根酒炒各七錢　羌活五分　連翹一錢五分　肉桂三分　歸尾七分

黄栢　生地各三分　酒煎食前服

內托後煎散、治足太陽膀胱癰、乃氣血不到之處、大宜健胃、

人參　黄芪　茯苓　白芍炒　黄芪蘗炒　白朮炒　肉桂　甘草炙

防已酒炒　當歸酒洗　防風　骨皮　先煎蒼朮汁煎藥服之

千金托裡散治无名腫毒惡瘡疔發

人参　官桂　甘草　川芎　白芷　木香　乳香　没藥　当歸

連翹　黄芪　防風　桔梗　厚朴　銀花　酒煎服

內補黄芪湯治癰疽發背破後膿濫自汗口乾及虚弱体倦懶言少睡飲食无味

黄耆　麥冬各活朩　熟地　人参　茯苓　甘草炙　白芍朩半　川芎　官桂

遠志　當歸各二朩五分　右末每服二錢或姜棗煎服

黄芪木香散治背瘡不起者及老弱之人服之即愈

黄耆　甘草節　山甲炒　角刺炒　白芷各士兩　木香士錢

右末每服三錢，酒下

內踈黃連湯 治瘡瘍，皮色紅腫，發熱而嘔，大便閉，脉洪實，以此微利之

黃連 芍藥 當歸 兵郎 木香 黃芩 桔梗 梔子

薄荷 連翹 大黃各壹禾異分 甘草 加姜水煎，食前服

三生散 治胯瘡附骨疽，攣症，漫腫光色

蜂房 蛇脫 血竭各等分略存性 每服三錢，或糖或蜜調酒送下

防風通聖散

川芎 芍藥炒 滑石煆 當歸酒炒 桔梗 石膏煆 荊芥 麻黃

薄荷 大黃煨 山梔炒 連翹 防風 黃芩炒

水煎，如自汗去麻黃，自利去大黃。

〇流氣飲

當歸　人參　黃芪各半　白芷　川芎　甘草　芍藥　肉桂

防風　烏藥　厚朴　枳殼　木香　兵郎各五分　桔梗五分　青皮

紫胡各半五分　右作一大劑，水煎服。

〇何首烏散

首烏　赤芍　當歸　烏藥　木通　白芷　茴香　甘艸

枳殼　流注加獨活各等分為末　每服三錢，白湯下。

〇三聖散

白芨　白芷　貝母等分　射少許　共末，每服三錢，酒下。再將藥末，此須和射香、葱汁為丸，如芡實大，塞鼻孔，左患塞右，右患塞左，一時許，再服末藥。

○大防風湯　治三陰氣不足，鶴膝風，附骨疽，及痢後腳痛緩弱。

防風　牛膝酒洗　黃芪炙　杜仲姜制　白芍　當歸二分，酒洗　熟地酒洗

羌活　人參　甘草炙，各一分　白朮三分　附子炮去皮臍　川芎各半

○當歸拈痛湯　治熱下注，腿腳去腫，及腰酸体重，頭麻血風。

羌活　甘草炙　黃芩酒炒　茵陳各半，酒煮　人參三半　苦參酒炒　升麻　葛根

蒼朮　黃栢各四分　防風　當歸身　澤瀉　猪苓去皮　知母去毛，酒炒　白朮各廿

水酒各一碗煎服。

○獨活寄生湯 治肝腎虛風濕內攻足脛緩縱攣重、

桑寄生一月 独活人錢 牛膝五末 杜仲炒 白芍 秦艽 茯苓 桂心

川芎 防風 細辛 甘草 當歸 人參 熟地、各五分

加姜、水煎服

○千金漏芦湯 治疔神効、兼治腸癰、

漏蘆 連翹 黃芩 白斂 枳殼 升麻 麻黃 粉草

朴硝各末 大黃 地丁 銀花各末个 加薄荷叶五片、姜三片空

心服利下惡物

八珍湯 治瘧疽潰後，兼能退虛熱，和榮衛，理陰陽，滋氣血，調表裡，美飲食。

川芎 白芍 當歸 熟地 人參 白术各錢 甘草五分 茯苓錢

加姜三片，枣二枚，水煎服。

十全大補湯 治瘡瘍發熱，或惡寒作痛，膿多，或膿清，自汗盜汗，及遍身流注，瘰癧，或不作膿，不斂並治。

人參 黃芪 肉桂 白芍 川芎 熟地 當歸 白术

白茯苓各一錢 甘草五分 加姜枣煎服

人參養榮湯 治瘡瘍，四肢倦怠，消瘦，痿黃，寒熱，氣短，氣血不足，飲食無味，瘡口不收，或愈後變症。

白芍一錢 人參 陳皮 黃芪 桂心 當歸 白术 甘草各錢

五味 熟地 茯苓各八分 遠志五分 加姜枣水煎服

附子八味湯 治房勞後陰虛受寒，致生腫塊，及遍身疼痛，腿脚酸痛，不能步履。

川芎 白芍 熟地 人參 白术 茯苓 当归 附子各七分

肉桂 木香 甘草各二兩 加姜棗，煎。

薏苡仁湯 治腸癰腹中痛，脹滿不食，小便澁滯，婦人產後多有此症，總非腸癰，服之亦妙。

苡仁 蔞仁各一錢 白芍一錢 丹皮 桃仁各一錢 水煎服

瓜蔞子湯 治產後惡露不淨，或經後瘀血停滯，腸胃作痛，成癰，即非腸癰，服之亦效。

瓜蔞仁一錢 丹皮一錢 苡仁四錢 水煎。

桔梗湯 治肺癰，胸脹氣壅，咳嗽膿血，小便黃赤，大便多澁。

黃耆 天冬 大黃 蘇叶 赤茯 桑皮 生地各一兩 杏仁

枳殼　蒺藜各三钱　当归　貝母　苡仁　甘草各钱　加姜二片

○小續命湯　治三陽受寒湿之氣，身不熱，痛煩悶，脚轉筋，或膝腿頑麻，或腫或不腫，緩縱不遂，百節皆痛，及小腸疝氣

川芎　白术　防風　人參　防己　附子　麻黄有汗去之

桂心　黄芩　白芀各钱　甘草五分　水煎好，入姜汁一匙，如三陰

中暑患熱，去附子、桂心

○龍胆瀉肝湯　治肝經湿熱，玉莖生瘡，或便毒懸癰，久爛不斂。又治陰囊腫痛，紅熱甚者並効。

胆草　連翹　生地　瀉澤各一钱　前子　木通　歸尾　山梔

甘草　黄連　黄芩各五分　如便閉，加大黄二钱　水煎服

○益氣養榮湯　治抑鬱勞傷氣血，或四肢頸項筋縮，筋瘰癧，或赤或不赤，或痛或不痛，臨晚來發熱，或注而不斂，此皆思慮太過，元神受傷，乃勞碌得也。

柴胡六分　人参　茯苓　陳皮　貝母　香附　当归　川芎

黄芪　熟地　白芍各五分　甘草　桔梗五分　白术五分　加姜三片、枣二枚、

水煎服

○胸膈否悶、加枳殼、木香、○飲食無味、加厚朴、蒼术、○寒熱往来、加柴胡、地骨皮、

○膿注作渴、加參、芪、歸、术、○膿多而清、加倍歸、芎、○脅下否滿、加青皮、木香、

○肌肉生遲、加歛、肉桂、○痰多、加橘紅、半夏、○口乾、加麥冬、五味子、

○口渴、加知母、赤小豆、○注後反痛、加附子、沉香、○膿不止者、倍加參、芪、歸、

○寒熱往来、加柴胡、黄芩、○虚煩不睡者、加人參、熟地、遠志、棗仁、

○茯苓湯　治腸癰疼痛、小腹牽强、小便不利、時有汗出、惡寒、未成膿者、及脉遲並效、甚凶者四服、

赤茯苓　桃仁　甜瓜子　川大黄炒　丹皮　川芒硝　水煎服

○大瓜蔞湯　治肺癰不論新久，有神效。

貝母　天冬　麥冬　百合　百部　茯苓　蔞子　紫蘇

白芥子　款冬花　薄荷　紫菀　黄芩　陳皮　桑皮　加猪

胰子一個，去油炒，与藥同煎，空心服。

○五香連翹湯

乳香　木香　沉香　丁香　連翹　射干　升麻　黄耆

木通　独活　甘草　桑寄生各二錢

○牛膠飲　治癰疽，主毒為攻，不傳惡症，有益無損。

廣膠四兩 酒一碗，隔湯化服，加酒至醉。不能飲，加白湯。治癰疽，消腫毒。亦治丹毒。

○國老膏

粉草一兩 河水浸二宿，揉取汁，煎膏，一二服時，或湯或酒送下。虛弱者戒之。又方：端午日取金銀花藤叶，和甘草煎成膏，可解百毒。○

○陷脉散 治漏瘡遠年瘻瘤，驚惕冷瘡，卧寢不安，肢體掣痛。

乾姜炮 琥珀灯心另研 附子炮去皮臍 大黄煨各一兩 丹參三兩 硫黄另研 白石英另研 鍾乳粉另研 烏賊骨各半

右末，猪脂和付。死肉不消者，加朴硝二兩。

○二瘡口翻花，烏梅燒灰糝上立收。或將梅打爛，加蜜作膏貼之，亦効。

○飛龍奪命丹 治疔瘡發背、無名腫毒，無頭者服之有頭，不痛者服之痛，痛者服之不痛，已成者轉輕，未成者即散。

蟾酥一錢酒化 寒水石錢煆 雄黃一錢 血竭錢 乳香錢 沒藥一錢 輕粉等

胆礬錢 麝香五分 白砒五分製 共細末，以蝸牛二十一個搗和為丸，如菉

荳大，硃砂為衣。每服三丸，葱白三寸，令患者自嚼爛吐于手心，男

左女右，包藥在內，熱酒送下，煖蓋避風，約人行路六七里許，再

飲熱酒催之，發汗為妙。宜五月五日午時修合

○烏金散 治癰疽疔腫、骨疽、黑陷如石堅硬，脈細神昏煩渴譫語，四肢厥冷危篤者，服出汗之。

蒼耳頭端午日取 小草烏頭 火麻頭火日取 蝦蟆頭 木賊艸去節 樺皮節

麻黃去節，各等分 晒乾為末，入磁器內，鹽泥封固，炭煆一日，如黑煤色取

用每服二錢或三錢，熱酒送下，出汗，無汗再一服，如汗乾宜服疎利之藥。凡修合必選大晴天吉日，忌雞犬陰人。

○文武散 治一切癧疽。

大黃二兩半生半熟半 粉草一兩 共末，每服二錢，酒送下，或糖拌或蜜調亦可。

○○○八陣散 治癧疽不論上下，附骨疽，服之內消。

白芷 槐花仁去皮炒 姜蚕去絲炒 山甲蛤粉炒各二錢 大黃錢生用 乳香錢半去油 角刺錢炒 射香一分 共爲末，蜜丸，每服三錢或錢半，重者九錢兩半，酒下，或蜜下末。成者，小便去紫血；已成者，大便去膿血，甚者一料全愈。如膿血去火，加山連房灰錢半，小兒一錢或錢半。如毒不下，飲酒催之。

忌食他物、

紫金丹 治疔腫内疽未成膿者、即消，已成者、即注、

蜈蚣三錢，去頭足，炙 角刺三錢，炒 細辛錢 雄黄 血竭、乳香 没香各一錢

辰砂 川山甲炒 姜蚕炙，各一錢 射香三分 蟬脱一錢 蟾酥五分

川烏七分，泡去皮尖 全蝎五分，泡，炒 共末，蜜丸卜子大，每服四五分、薄荷為

衣、酒下、被盖出汗、凶甚者二服、

烏金丹 治疔瘡并各腫毒、初起即散，已成即注、

川烏一两，炮 射香 砒甘草、烏頭、防風酒煮黑 蟾酥各五分 雄黄 山甲、辰砂 兒茶各一錢半

乳香 没藥、蟬蜕 血竭 姜蚕各一錢 全蝎三錢，滚湯泡 蜈蚣去頭足，炒

牙皂各等　共末蜜丸青黛為衣，每服三分。

○一粒金丹　治癰疽未成者立退，孕婦老弱者忌服。

沉香　木香　乳香各五分　巴霜一錢半　共末黑棗為丸芡實大，每服一丸，先飲水四口，服藥后再飲水一口，利五度自止。

○聚寶勝金丹　治惡瘡疔腫汗之即愈，重者用之立愈，輕者服之令人嘔吐，不可用。

全蝎湯泡　蜈蚣去頭足　山甲各三錢　信五分，其少烏頭，酒煮黑　雄黃　辰砂　乳香　没藥　血竭各一錢半　姜蚕一錢半，去嘴，綠炒　射香五分　共末，每服三分，用連根葱五莖，酒一鍾，煎滚調藥送下，復飲酒至醉，重者連進三服即愈。

西聖散 治老人生疽、壁硬漫腫、皮色不变、發背便毒、腿瘋内疽、附骨疽、臂瘋腦疽

服之毒從大便出、

人参一錢 山甲一兩 大黄生一兩 白芷一錢 共末、每服二錢 壯實者三錢 好酒送下、

七聖宝通関散 治瘋疽便毒、

白芷一錢 山甲一錢 甲末焙服架 炒紫 大黄四錢 乳香 没藥各一錢 粉草一錢半 即白甘草

姜蚕一錢半去絲嘴炒 共末、當歸煎水酒各一鍾、煎八分、調藥三錢、重者

五六錢、不飲酒者、蜜湯調服、利下膿血五六次、用米飲補止、

如小見錢半、糖調、

獨蟾丸 治疔腫悪瘡、神効、 又治走黄、

蟾酥、取新鮮者、不俱多少、杵爛、丸如菉荳大、懸掛陰乾、

每三丸，置舌尖上，仰卧片時，若水滿口，即嚥下。

凡遇瘡，用針，破瘡頂，納藥一丸於孔，外用膏藥貼之。

○烏金膏 解一切瘡毒，去一切頑腐，拔膿，拔毒，如瘡不能收斂，作維〻之。

芭荳 去殼炒焦研爛 加麝香 少許 香油調攤貼之。

○護心丹 凡癰疽疔發內癰，服之，毒不攻心，免得惡心嘔吐。

乳香 菉荳粉 各一兩 硃砂 一錢 粉屮 朱 共末，蜜丸，飛麵為衣，每服二錢，甘屮湯下。陰寒者忌服。

○替針丸 大能追膿引毒。

白丁香 七分 乳香 三分 信 二分 没藥 三分 巴荳 七粒 共末，飛麵為丸，黍

米大水化點之或用一粒以膏貼之

神仙追毒丹 凡疔腫惡瘡用米一丸以針針破疔頭膏貼之

蟾酥 酒化 輕粉 白丁香 硇砂 各一分 蜈蚣 一條酒炙 雄黃 一分 巴荳 十五粒

共末麵糊爲丸米大辰砂爲衣 此丸取疔黃甚效頭疼去惡肉亦效

三合散 治腫毒成膿而不能出者

巴荳 去殼炒黑 砒 入[illegible]礶內枯過 雄黃 等分 研細或糝或作綿緣紝之一時許取出如見膿水將出用土牛膝削作針插三時取出膿即泄

柞木飲子 治發背癰疽已成未成並用 此乃救貧人之良方也

柞木葉四兩干　乾荷蒂　萱草根乾　甘草節　地榆各一兩　論荷蒂去惡血、萱屮解毒、柞葉祛、地榆甘清血消毒、共卞、每服五錢、水二碗煎一碗、分作二服、早晚進一服、渣再煎、三服全愈、成膿自乾、未成者自消、忌一切毒物、

瓜蔞散　治癰疽將成即破、已成膿自云、

瓜蔞不拘新旧一個、用川椒二十粒、同炒、加甘屮末、乳香末、共末、用酒三碗煎一碗、去査、温服之、散、

神鋒散　治癰疽無路云膿、敷之立泄、不用刀針、

白丁香七粒　硇砂少許　共末、水調敷之、

沉香散 治發背癰疽，毒攻心腹，煩悶脹滿，不進飲食

沉香 木香 丁香 薰陸香 大黄等分 麝香少許

共末弍㕮咀，水煎，温服。

六止麒麟散 治癰疽惡瘡，生肌，後房勞，瘡口出血不止。

血竭 兵郎 白芨 黄連 黄栢 訶子等分

共末，鷄子白調塗紙，盖藥干了再換，不可見水，立効。

仙授化痰丸 治切痰症及痰核滿身〻愈。

大半夏湯泡七次 大南星泡七次，判片，用不蛀皂莢一条煮干，去皂莢 明礬各二刃半 共末，打硬麪糊，待冷，用姜汁化開為丸，如桐子大，每三十丸，空心仰卧淡

姜湯送下立効、

○神効桔梗丸　治肺癰胷滿、寒㦬脉数咽乾不渴吐濁腥臭冬月吐膿如硬米粥者並用

桔梗　貝母各五錢　巴霜錢　共末蜜丸、桐子大壯實者五丸虛弱者三丸米飲下丸病在上者即吐在下者即利、如不著以飯補、

○牛黄散　治腸癰已成膿者、

牛黄五分　血竭　大黄　牽牛　破故紙　牛膀子各錢

共末酒調服以利下膿血為度一方有牙硝一錢

○瓜子當歸散　治腸癰壯熱微汗氣急小腹腫痛小便或澁或淋大便澁难如刀刺痛已成未成、或大便下膿血者、

當歸一两炒　甜瓜子一合炒　蛇退一尺　共末每服四錢水煎去查服利下為度

○○○面疔散　凡遇疔疮用此圍之便不走黄倘走黄他處結塊用銀針〻数針出黑血用後敷黄散尃之

雄黄　京墨等分　為末入臘月雄猪胆内陰乾為末收好遇疔用姜汁調圍

○尃黄散　凡疔疮走黄用針〻破此藥尃之

蟬脱　姜蚕一方有蒼耳根苗燒灰　霜梅燒灰　靛

共末米醋調圍四圍留頭如干用醋潤之

返魂丹　治〻疔神効忌鉄器

雄黄二钱　江子七粒燒存性 江子即巴豆　蟾酥一钱　射香少許

共末点舌上三次苦水嚥下其疔自爆

透膿散 治癰疽附骨不破者，不用刀針，服立破。

用去蚕蛾繭子，燒灰，酒調服二三錢，立透。

拔疔散 治疔根深固者，用此敷之，疔根自出。

巴荳半粒 磁石少許 為末，加葱涎同蜜研膏，貼之立効。

復元通氣散 治乳癰、乳岩、乳癖，兼治一切腫毒。

木香 茴香 青皮 山甲 陳皮 白芷 甘草 貝母 漏芦等分

共末，酒調服。如改阻水煎。

回陽二黄膏 治發背不痛，如墨黑者。

艾叶一斤 雄黄 硫黄各五錢 三味共水煮半日，取起温敷之，待冷。

煎别艾又換、如此数次知痛色回者生、黑血者死、

化瘡回陽神火方 治發背色黑陰症頑而不瘡、

米粉炒黄色用米醋調成膏付之患處周圍以紙覆之次用乳香没藥蘄艾等分研碎將呈之紙一張截作三段每捲末三錢血餘一團鋪匀捲緊用香油浸透点火照患處待其疼歯將毀已、

吸毒竹筒 治瘡疽發背毒不出者用此拔去膿毒血水

苍术 白歛 厚朴 艾叶 白芨 白蒺藜 烏桕樹根

等味 用竹筒五六個長寸許削去青令薄看瘡口大小用之、

同前茶入鍋内用水煮十数沸待茶干任火將茶筒熱吸患處待膿滿自落如不下手拔之再換如此者三五次毒盡消矣

豆豉餅 治瘡瘍腫硬不潰潰而不歛亦治頑瘡

用江西豆豉為末唾作餅如錢大厚文錢三置患處以艾火炙之如餅干用唾再調如指瘡大者用嗽口水調豆豉鋪患處將艾亦鋪炙之未成者即消已成者減其大半有大効不可輕視

集香散 洗瘡疽注爛不歛者

白芷　藿香　茅香　香附　防風　甘屮

水三碗煎數沸去查淋洗患處

此湯消腫去毒潤瘡口去腐肉活肌止痛

○豬蹄湯

白芷　黃芩　當歸　羌活　赤芍　蜂房　甘屮

用豬蹄一隻水五碗煮熟去蹄及浮油取清汁入前藥煎

數沸去查溫洗患處隨貼膏不令見風

冲和膏　治癰疽發背附骨疽、又洗毒及陰陽不調冷熱不和、又治冷症

紫荊皮五兩炒　獨活三兩炒　赤芍二兩炒　白芷一兩不可見火　石菖蒲一兩半

右為末葱湯調敷熱酒亦可此藥能散風行氣活血消腫袪

吟軟墜之良策也。

○綠凡散

綠凡五錢，炒　生蘆薈一錢　射香少許　共末，以小絹袋袋末，將患指袋之，外用線扎定，待愈去之。

○○○神効托裡散　治癧疽發背腸癰乳癰，狀若傷寒，增寒壯熱，不論虛弱並治。

忍冬藤五兩，去梗　黃芪五兩　當歸五兩二錢　炙甘草八錢　共末，每服二錢，酒二鍾煎二鍾，溫服，查敷患處，日進三服，未成者立消，已成即潰。

○○○雄黃解毒丸　治一切惡瘡疔發，無名腫毒，及喉風、驚風、蛇傷、犬傷、頭風、癮疹、心腹身腫等痛，暴死者服之亦活。

雄黃　鬱金各一兩　巴豆一錢　乳香　沒藥各二錢，已上三味俱去油，一方有大戟、芒硝各一兩，無乳香、沒藥。

共末、醋糊為丸菉豆大、硃砂為衣、每服七丸、湯引開後

凡遇疔腫癰疽赤白帶下、小兒急慢驚風俱用酒下。口眼喎斜、

黃湯下。纏喉風茶下、吐痰為度、不吐再一服。喉痹、薄荷湯下。

頭風川芎湯下。遍身疼痛、乳香湯下。腰膝脚痛、當歸湯下。

身發浮腫荊芥湯下。肚腹膨脹香附湯下。氣不順、木香湯下。

飲食傷鹽湯下。產後諸症、白芷湯下。經水不調、紅花湯下。

痢疾甘草湯下。瘧疾、井水下。急病暴死、心口温者、用醋灌下。

瘋犬傷、加炒斑毛七枚、防風湯下。蛇傷雄黃水下。發熱、々々湯下。

蟾酥丸 治一切惡瘡、疔腫初起、服之即消、

蟾酥朱 香附不 雄黃不 辰砂二不 共末葱汁搗成膏丸芥子大每

服七分、老酒送下、

紅丸子 治一切腫毒發、一汗即消、

蒼朮二兩 泔水浸三夜炒 烏荳角炒 羌活炒各二兩 杏仁去皮尖油 江子去油各三十粒

共末醋糊為丸、荳大、硃砂為衣、每服七丸至二十丸、加減用、

空心白湯下、 如遇傷寒初起者、冷水下、

槐花湯 治發背初起、身熱頭暈口苦眼黑心驚、皆熱、四肢麻木、連進二服、其發必散、

用槐花一大把、炒褐色、入酒一大碗、煎滾、去查熱服、出汗為

度、病在上食後服、在下食前服、

六宝丹

治一切癰疽初起，一汗即解，孕婦忌之。

番木別蜀油炒褐色　粉山甲　雄黃一錢　金箔四錢　共末，黃米飯丸如萄子大，硃砂一錢半為衣，每服一錢，酒送下，避風出汗自愈。

神攻散

治發背癰疽、疔瘡、瘰癧、痔瘡，服之即散。

全蝎酒洗一錢半　蟬退炒　姜蚕炒　羌活　雄黃　雌黃　乳香去油　没藥去油　硃砂各一錢研　大黃生二錢　牙皂四錢　草烏半錢　人言醋煮一錢　蜈蚣二條　射香不拘以多為妙

共末，每服三五分，加減用姜五片、葱頭七个，共搗碎，加老酒一碗，煎滾，去葱姜，將熱酒調服，取汗為度。

万灵奪命丹

治疮瘍服柴發散後，餘毒未消，在內裡作痛，服此一丸即解。

硃砂　雄黃　明凡　松香　赤石脂　黃丹　琥珀　輕粉　片腦各一錢　射香一錢　萆麻子　江子各四十九粒　共末，將萆麻子、江子搗爲丸，乾加密爲丸，如桐子大，每服三丸，井水下，忌熱物半日。

黃金丸　治癰疽等症，初起服之，寒熱禁而愈。

番木別四兩，分四分，一分麻油炒枯，一分麻黃煮炒，一分姜汁煮炒，一分棗皮炒。

共末，棗肉爲丸，桐子大，每服十九、二十九，加減用酒下，避風煖蓋。

大蠟凡丸　治癰疽發背，臟毒，腸癰，肺癰等症，服之能護心，固膜，固臟，止痛，敗毒。注後者可用

明礬一兩　黃蠟一兩　二味名仙人蠟凡丸　雄黃一錢　琥珀　蜜蠟　硃砂各一錢爲衣　先將黃蠟溶化，次入末藥，急爲丸桐

子大，每服二十九，白湯下，早晚一服。

○七殺霹丹 治癧疽初起。

草烏 水半 蜈蚣 一条 川山甲 二片 羌活 白芷 天麻 各一木 甘屮

共末，每服七分，冷酒送下。

○神火散疔法

雄黄 一木 為末，分三分，用木紅紙條作條子，入桐油煎滚，患上放古錢一个，將菜紙点起，滴油于疔頂，三四点，覺痛方止。内服蒼耳頭自然汁一碗，酒沖，作四服。如無蒼耳，用野菊花根[illegible]汁服之。外用蒼耳燒灰塗之。

○山甲散　治氣毒流疽、

牛皮膠四兩 夫炒　川山甲炒、二兩土　共爲細末、每服錢、空心酒下

○絳雲錠子　治六瘤、瘰癧、痔漏、惡瘡、凡初開瘡口。用緊峻藥。

白凡煅一錢　雄黃三錢　生砒　硇砂、　硃砂各一錢　胆凡　乳香　沒藥各二錢半

射香　片腦少許　次去惡肉用緊緩之藥、

白凡煅一錢　雄黃二錢　砒煅　硃砂各一錢　硇砂　胆凡　乳香　沒藥各一錢 五分

見茶　血竭　輕粉各五分　射　片腦少許

再次生新肉去腐肉慢緩之藥

枯凡一錢　雄黃二錢　赤石脂煅　見茶　硃砂各二錢　硇砂水煮、　胆凡煅

乳香 没藥 輕粉 血竭各錢半 冰射各少許 共末黍米為并

如龍涎餅大或作条線阴干絍之、

○碧玉錠子 治六瘤瘰癧痔漏惡瘡、

銅青一錢 胆凡 枯凡 白丁香 硇砂 砒煅 雄黄 硃砂

乳香 没藥 輕粉各錢 冰射各少許 共末、黍米為并、或作條遇

瘡絍之能去惡拔毒、

○翠霞錠子 治年久瘡漏惡瘡及肉、

寒水石煅 銅綠 滑石各三錢 凡 臙粉 砒 雲母石各一錢 共末、

糊為餅子、

信效錠子　治惡瘡反肉

紅娘子　黄丹　砒　鷹糞　土硝　白芨　銅綠各一錢半　冰射各少許

共末乳為餅子

玉紅錠子　去反肉生肌

干脂胭　枯凡各一錢　輕粉　砒　黄丹　冰片　射香各少許分

共細末米糊為并

善效錠子　治腦疽發背惡瘡，能追膿生肌，如瘡年復亦可用

銅青一錢　枯凡　韶粉一　乳香　青黛各一錢半　白歛　輕粉各一錢　射二分

杏仁四十粒去皮尖　有惡肉者，加白丁香一錢　共末糊為錠子

○五灰膏 治六瘤瘰癧痔漏

草烏四兩 川烏二兩 乾桑耳 桑木灰 蕎麥灰一碗 礦灰一碗 以滾水二斗淋汁，火熬至一碗，入罐收好。如用，加礦灰調之，點患處，外用紙蓋。待痔黑瘤剪之。如害疼，用金井散點之，膏藥蓋之。

○金井散 治六瘤瘰癧

土黃一錢 硇砂生晒 雄黃各一錢 輕粉 硃砂 乳香 沒藥各一錢 冰射少許

共末，唾沫調點患處，外用濕紙重蓋，外又用膏貼之，每日添藥，待其自腐。

○麻藥　恐点諸瘤、痔瘻等疮，慮其疼痛，必用此藥。

南星　半夏　川烏　草烏　川椒　石灰各等分生用為末，用蟾酥浸酒調，塗則不痛。

○止痛内麻藥方

川烏一分姜汁炒　草烏三分　蟾酥二厘

共末，用圓眼肉包藥，空心酒送下，其痛自止。

○代降藥神方

蟾酥不拘多少，用滴花燒酒，点瘡疱，即消。

○移疔神方

独活一両 為末，酒調塗疔腫，次用引薬，引至硬處。

○引薬方

草烏一錢 南星一錢 軍姜一錢 赤芍一錢 肉桂五分 共末，酒調塗，引亦可作煎薬内服，隨上下加減。

○○○拔毒方

硼砂 生礬 硃砂 生白砒各一錢 麝少許 共末，遇疔腫，先用拔針將疔頭十字劃開，次糝薬在上，外用圍薬圍住，漸〻小縮後用箍薬。

○圍薬方

用熊胆二分 浸水，氷片五分 加并子昇薬一錢 共調圍

四邊、其毒漸縮、後用箍藥、

○箍藥方　五倍子末、葱蜜搗爛調箍、

○止痛秘方　治發背注後大痛不止名玉屑散、

天南星末、糝之立止、又方　用半夏南星等末鷄蛋清調塗、

一日三換、

○止臭拔毒方　治發背注後膿水臭腐糝之能拔毒去水止臭、

獺白花、益母草、爲末糝之、名曰白母散、

○拔疔膏　治疔毒根深不出者搽之即出、亦拔附骨疽多骨、

荔枝肉　蝸牛　白梅　吸鐵石　等分搗爛塗之、丁

自云。不論已注未注，並宜服之，即會膿散，令膿水從大便出。

便毒方

熟大黄六錢　甘草二錢　共末，糖酒拌服。

發背脱腐肉方

用萆麻子燒存性為末，重覆之，其肉自落，不用刀針。

又方

用益母草為細末，糝之，能去腐拔毒生血，不用刀剪。

治手指甲生疽，即脱疽也。潰爛上足，用緑丸置鐵板上煅沸赤色，如溶金色者為宜，沸定，取研末，以鹽湯洗搽之。

耳下石癧，以商陸根汁頻搽之可消。

癧瘡神灸方

南星一兩　半夏一兩半　花椒七分　肥皂莢一莢，去核，入前末裡，好外用鹽泥封火煅　去皂莢，加射香三分

葱頭五個，共研，加貓涎，調作餅，蓋于瘡上，以艾火灸之，七九壯。

後用起子法。

起子方

白砒二錢　雄黃二錢　炉底二錢半　巴豆肉兩錢　班毛三个，去頭足翅占

共末，香油調塗灸處，外將凡黃紙糊好，不令見風，三日一換。

其子必露。

瘰癧貼膏方

當歸 白芷 玄参 大黄 甘草 赤芍各二兩 香油十二兩

煎枯去查再下 乳香 没藥 輕粉各二兩細藥 氷射少許 白蔗香四兩

東丹二兩 黄占二兩 收成膏

一九蠟礬丸 治瘰癧事已破俱効

明礬九兩 黄蠟一兩 乳香 没藥五錢 厚仲二錢 山甲一兩 斛皮灰一兩

共細末用夏枯草一斤煎成膏次下前末成爲桐子大每服四五十丸白湯下

神針法 未破可用針三隻品字縛定燈上燒紅醮硫黄末少許針入核中小核一針大核品字樣三針

未下針時先以墨隨核大小作箍箍定猶恐核動故用此法 次念秘呪四句 呪曰

白鶴漫天飛 金鰲鑚灘泥 毋血化爲水 毋肉化爲泥

須從泥字下針三日取効

○腸癰

大黄　丹皮　桃仁　瓜蔞仁水煎，加芒硝一沸而服。如手足開裂者，用姜汁糟塩猪油共研爛搽入皮内立止。每日須將大鯽魚用猪油煎食之。

○滋榮益腎退翳還光酒方

白蒺藜五两，炒研去刺　歸身一两　麦冬一两，去心　真川芎一两半，酒炒　白芍炒，一两

破故紙一两，炒研　山萸肉一两　知母一两，炒　白茯苓一两　細辛八分，去芦土　杜仲一两，姜汁拌炒黑

兎絲子二两，先包手巾内洗去土，酒拌炒研　真川羌八分　共藥十二味，依方製度，用煮酒一罈浸藥。

癩瘡秘方

用不落水猪肝同飛麪打爛敷患處一夜使惡肉盡落次用湯洗淨將陳石灰末加雞蛋黄調成丸泥封作團陰干火煅透取出[illegible]為末桐油調作夾紙膏三日一換

舌下生瘡方

將蝸牛一个綿圍放舌下即愈

陰囊腫痛　蟬脱末五分煎湯洗之

乳癬圍藥方　芝蔴四兩炒黑為末　加飛麪調敷患處

唇上生腫核方

松脂　大黄　白斂　胡粉　赤小荳　等分爲末，鷄子清調搽。

○重舌方

蒲黄，爲末，敷之，吐出再敷，五次愈。或用蚯蚓打爛，綿包搽之，立效。

○治舌脹　氷片糝，即退。或百草霜、鹽，井水調搽。

○治天泡瘡，蜒蚰打爛，加雄黄末點之，愈。或蚯蚓糞末，鷄子清調點。

○耳内出血，用全蝎三條，明凡一下，共末，入文蛤内，煨爲末，吹耳即愈。

○唇上開裂，或生瘡，久不愈，取橄欖燒灰存性爲末，內油調搽四次即愈。

陰囊濕痒、搔破痛疼、用黃蘗石羔末煎湯洗之、外用野紫蘇為末糝之、乾者油調敷之、用細茶末冰片糝之、

諸物入肉撞痛、用松脂末糝上、布扎之即消、

小便出血、炒黑山支末一錢、車前子湯下、即愈、

牙縫出血、草烏青塩皂角等分燒灰擦之即斷、又方 大黃一兩 青塩一錢 共為細末擦之到老牙不落

耳聾方、

磁石三錢 蟾酥 射各香 共末葱頭為丸、如棗核大、塞耳中口

含鐵釘一枚、 又方 鮮菖蒲汁滴入即鳴、

耳內大痛、如虫走、有血水流出、或無血水出者、以蛇皮燒存性為

末，以鵝毛管吹入。又炒熱鹽，將青皮袋盛之，作枕，冷再易之，大痛立止。

鼻中時出臭黃水，用絲瓜近根藤三五尺，燒灰存性為末，酒調下。

鼻內生痔，用瓜蒂四十九個，甘遂一錢，礬一錢，枯螺螄殼五分，草烏尖五分，共末，麻油為丸，如鼻孔眼大，塞之內，痔化水，一日一換。

耳中出水：犀角　菖蒲　木通　玄參　赤芍　甘菊　甘草　赤小豆　加姜煎服。

解砒毒方：用稻柴灰滚水淋灰湯，入青黛少許，食之即解。

下死胎方

伏龍肝為末二錢水調服三下。以牙皂末吹鼻得嚏下。

○○漆咬　蟹黄塗之，外以杉木鉋花煎湯洗浴，次塗藥。

○鼻痔墜下　以沉香末拋之，即止。

○○中蠱毒　以石榴皮打碎，水煎服，吐之即解。

○○失音　以槐花末二錢，臨卧服，陳皮湯下。

○取牙不用手

硇砂二錢半　信五分　川烏尖半錢　天雄五分　玉簪花根汁，加米醋，濾去查，將汁拌前藥末，七蒸七晒，鯽魚一尾去腸，入藥在内，鹽泥封固，火煅為末，用針挑破牙根，敷藥在上，咳嗽自落。

竹木刺入肉名狐刺有雌雄二種雄者一枚雌者七枚䓬麻子打爛敷之

木傷人皮膚名木蛇咬蜈蚣末葱頭汁熬膏塗之留頭

頸項生瘤　先以針刺瘤頭次用胆星末醋調塗之竟胖頻換

粉瘤

鷄子大礦灰一塊用减水化開揷入大米四十九粒露一宿加辰砂少許塗之

又方

只甘草煎膏用筆塗瘤四邊待乾再塗三四次方止

大戟芫花甘遂等分為末醋調另別筆數其瘤之中勿得近甘草處如縮再用甘草塗四邊將三味塗中間

以愈為度

中蠱毒方

凡人被陰謀下蠱者百無一生或經商士宦遭不良下蠱或報讎讎下蠱及百蟲毒水無非飲食而下凡食即以犀角試之遇食將犀角攪之有白沫起者是無白沫者非毒也

如試病人將唾涎水中沉者是不沉者非也　其症心腹切疼如有物齧或唾血或血如爛肉狀不速治食人五臟則死

急服獺皮散　獺皮背陰白皮桑樹根白皮各四兩切片　蝟皮灰　髮灰各二兩

大麻子油五升　先以水五碗煎桃斛汁二碗　入油調和每服用

二灰各大大油汁一盞空心服、須臾用水一盃以鵝毛探吐如涎諸虫即出、如血下血、如爛肝之狀、數升者、四臟悉壞、唯心未毀、或鼻破待死者、急服苦瓠湯、以苦胡蘆一枚切片水二碗、煮一碗、入分二服、空心服、吐虫可愈、

痘毒　以白芷打爛敷之、又以絲瓜子打爛敷之、

傷寒後發頤、或髭須上腫毒、服藥不便恐傷元氣、以羚羊角水磨濃汁敷毒上、留頭、一日上二三十遍、去之消、

陰戶生虫　以生麪筋一團、加花椒末、朝腦和勻、揷入陰戶、其虫皆在麪筋上、如軟揷不進、火烘干亦可、

○陰户忽腫　只蛇床子一兩、炒熱、絹包、熨腫處、即消、

○○耳聾方　枯凡半不、甘遂半不　氷片半分　共爲末麥管吹入即鳴

○嫒臍膏

附子一兩　甲片二兩　大椒三兩　芷白一兩　干姜一兩　各末、丸如白荳大、

渣入油煎、鯽魚腸不拘多少、煎好、用東丹收、

○痔漏方

黄連　只殼　歸尾　紅花　槐花　地榆　玄參　赤芍

連翹　甘草　水酒煎、食遠服、五貼止、

○槊條、

砒三分　凡三分，青小鋪礶内，下砒于処，再下凡罩，盖上。火煉枯，待青烟起寸香時止，用甘草湯淋砒凡水，熬黑色，加金蝎十七枚，炒為末，東丹下，草烏尖末，下為研勻，米汁作條，如臂腳大。先將猪鬃紙裹，揆深淺，用藥條長短。先將甘草湯蒸洗，后入藥條，一日一換，連進三日，其膿管尽去，外用白芨末水調作封皮。

○外痔藥線方

花蜘蛛二个　草烏尖末，下　蝎尾七个　巴豆肉一粒　共研，塗在綵線上，扎痔后，再塗藥在線扎之，其痔自落。

○漏内云血膿，

川山甲醋煮干　文蛤二兩略炒　白丑兩炒　射四分　共末，猪血為丸，每晡將
枸杞子湯送下三錢。

催痔散　用枯痔後，只是痔不落，以此催痔之自落。

百少霜　白姜蚕　川烏頭等分　共末，井水調，用筆点之，良
久自落。

外痔枯藥

將大雄鷄一隻，罩淨處，不要与食，待鷄甚餓，淨處用猪
胰子四兩切碎喂鷄，取其糞，如此三日，候糞積四兩，晒乾，明礬四兩，朴
硝一兩，胆礬一兩，葉子雌黃一兩，雄黃一兩，各為末，用大砂鍋一个，先以

鷄糞一两，鋪鍋底，次上明凡一两，再下胆凡一錢，后下雌黄、朴硝，次下雄黄，再下明凡三两，次以鷄糞覆上，用新瓦盖，火炭煅青烟尽為度，取出，加乳香、没药各一錢，共末，入磁器。用时令病人側卧，縮一脚，看論痔之大小，若患在腸，貼肉有漏、無漏者，用药少許，以津唾調药數之，一日三五次，值間一二次，待黄水淋滴不止甚妙，三日後其痔自枯干落，倘硬，煎湯洗自脱。

〇長腸膏　治癀瘡上、玉莖上爛者，數之立長。又治爛舌。

輕粉二錢半　朋砂一錢　鉛錢半　水銀二錢半

研無星，收入磁器，糁之。如注幹，用葱花椒湯洗，如舌破，加乳香、没药，煎湯洗，嗽下药。

○血蠱驗方

吉祥草、搗碎絞汁，取油木梳、燒存性爲末、煮酒冲服三次立愈、

○鵝爪瘋驗方 如鵞掌瘋皆可用、

側栢叶、花椒、水、老骨搥碎、炭火燒焆烘手三次愈、先將焆油搽末手後烘、

○流火方

芥菜□滷、煮熱洗患處数洗患處立効、

○鶴膝瘋驗方

雪裡青嫩頭、過冬青、牛膝酒冲服、將渣加芙蓉叶蜜調云氣、加落淂打草、更敷、

○臘瘰瘡方

用猪蹄壳燒灰存性研抹麻油調搽、

○瘡藥妙方

大風子一兩 水銀一兩 油（合）桃肉一兩 三味共搗爛均作五丸

臨卧將一丸（放）在心口揉連用過三宿第四

五夜用一丸第六夜不用第七日用

日全愈

○臁瘡隔紙膏

雄猪肝肉（不要落水者佳切小塊隔水煮取淨油下）白卜

右呆先將淨油熬讓再下白占

下銅彔左調右調則右調待

可貼七日再面可貼無不効驗

東

二瘧二疾方

巴豆肉 四十九粒 去油　黑豆 廿粒

南

官桂 朱　硃砂 木

北

中央

硫黃 朱　雄黃 木

共研五月五日午時用五家粽角為丸桐子大臨上一字

用采綿果塞鼻孔男左女右立見功効

汪氏擬方

提要　葉　紅

安徽博物院藏新安孤本珍本醫籍叢刊
第二輯

内容提要

《汪氏擬方》，一卷，清代新安醫家汪文譽撰，是一部臨證綜合類醫著。

一、作者與成書經歷

汪文譽，字廣期，一字文芳，生於清康熙四年（一六六五），約卒於清乾隆四十五年（一七八〇），安徽休寧鶴山裏人。汪氏生於醫學世家，少時曾補縣學生，雅稱能文，頗有才名，亦兼習岐黄之術，從叔汪十洲（字約齋），從弟汪文綺（字蘊穀）、汪明紫（字東來）皆為郡邑名醫。其子汪羲一，孫汪松如、汪稌苑皆以醫名。汪氏早歲求學於錢塘名醫高士宗，又多與從弟三人共研醫學，繼得從叔汪十洲耳提面命，故醫術日精，聲名日隆，求者盈門。汪氏通内、外、婦、兒諸科，尤精溫病，醫術精湛，醫德高尚，每遇貧窮苦厄，不取分文，診務之暇，常將臨證心得筆之於書，著有《濟世良方》一卷、《見心集》四卷，與汪潤之（字禮和）、朱懋政（字松泉）合著《傷寒辟誤三注真經》二卷，另傳著有《傷寒辟誤》，惜已佚。

二、版本

《汪氏擬方》，原名《濟世良方》，又名《擬方》或《審證傳方》，約成書於清道光七年（一八二七），共一卷，涉及內、外、婦、兒諸科，屬於綜合類醫著。現存有清光緒五年（一八七九）刻本，藏於張錦華老店。

該抄本實為《濟世良方》節抄本，僅節抄原書中的外感和部分內科雜病，抄成年代不詳，現藏於安徽博物院。全本共一冊，四眼綫裝，開本尺寸縱二十一點五厘米，橫十三點六厘米，竹紙黑框，四周單邊，版框尺寸縱十六點三厘米，橫九點六厘米。正文半葉六行，大字每行十三至十六字，小字每行字數不等。封皮書簽為隸字『汪氏擬方』，原書有金菊仙作序，抄本僅有『謹識』二字，未載金氏姓名。

三、基本內容與構成

《汪氏擬方》節抄本主要論述六淫、霍亂、痢疾、瘧疾、感冒、瘟疫等二十餘種病症，載方三十七首，所載諸方多為汪氏創方，藥味精簡，藥量輕清，立法平和，標本兼顧。

四、引用文獻

該書詳於醫方而略於醫論，所載諸方除補中益氣湯、六味地黃湯、生脈飲、乾一老人湯外，皆為汪氏自擬新方，遠取張仲景、張元素、李東垣、朱丹溪、《太平惠民和劑局方》和《千金要方》，近取吴又可、葉天士、吴瑭等溫病諸家。

五、學術特色

（一）擬方精要，平正輕簡

汪氏感時醫『不問人之強弱，用藥過峻或分兩過重』，而致『受害不淺』，故所擬諸方多以七八味藥取效，少則三四味，至多不過十二味，藥簡力專；藥量多為一錢、八分、五分，少則三分，多則不過一兩，清輕靈動，頗有四兩撥千斤之妙。其認為『大抵膏粱之病，切宜扶正以祛邪，斷不可治標而忘本』，故其立法平和，扶正祛邪，標本兼顧，重視人身之正氣，深得東垣、溫病諸家心法。

（二）溫病證治，扶正解毒

汪氏論及濕熱證，指出『濕去熱自解，不必苦寒』，藥用蒼術、木瓜、薏苡仁、茯苓、黑芝麻，非芩連一類苦寒燥濕之品，利濕清熱而不傷正，與葉天士『滲濕於熱下』的觀點不謀而合。論及疫病，認為時疫是『天地之毒，五行癘氣』所致，與傷寒大異，主張『扶元以托邪』，推崇乾一老人湯，方用黑豆、甘草、黄土扶助脾腎元氣，用銀花清熱解毒，『把守少陰門戶，誠妙也』。但一般認為此方為其從弟汪蘊穀《雜症會心録》所創，據汪氏所載，此方始見於道家《道藏》，由此謬誤冰釋。此外，對於疫病預後，強調『元氣勝毒者輕，毒勝元氣者不治』；對於『疫證熱久不退，發表清火不效，舌黑神昏者，用壯水之劑』，亦是經驗之談，可資臨床。

（三）善用藥引，引經增效

『藥引』為中藥獨特的組方和服用方法，《傷寒論》中多用『生薑、大棗』為藥引以和營衛，而後《太平惠民和劑局方》等著作多有發揮。汪氏更獨重藥引，所載三十七首方劑中，就有二十三首載有藥引。如：治風火方以燈心為引，導熱下行兼利水通淋以療風火邪毒；防暑方以參、草、棗為引，調和營衛、扶助正氣；治暑傷吐瀉則以灶心土為引，增強健脾止瀉之功。汪氏所用藥引：一在引藥直入病所，如燈心、童便等；二在增強他藥療效，如灶心土、荷葉、陳米、鍋巴、紅白扁豆花等；三在固護正氣，如人參、附子、大棗、甘草、黑芝麻等；四在矯味減毒，如生薑、緑豆等。於臨證頗有啟迪之處。

安徽中醫藥大學 葉 紅

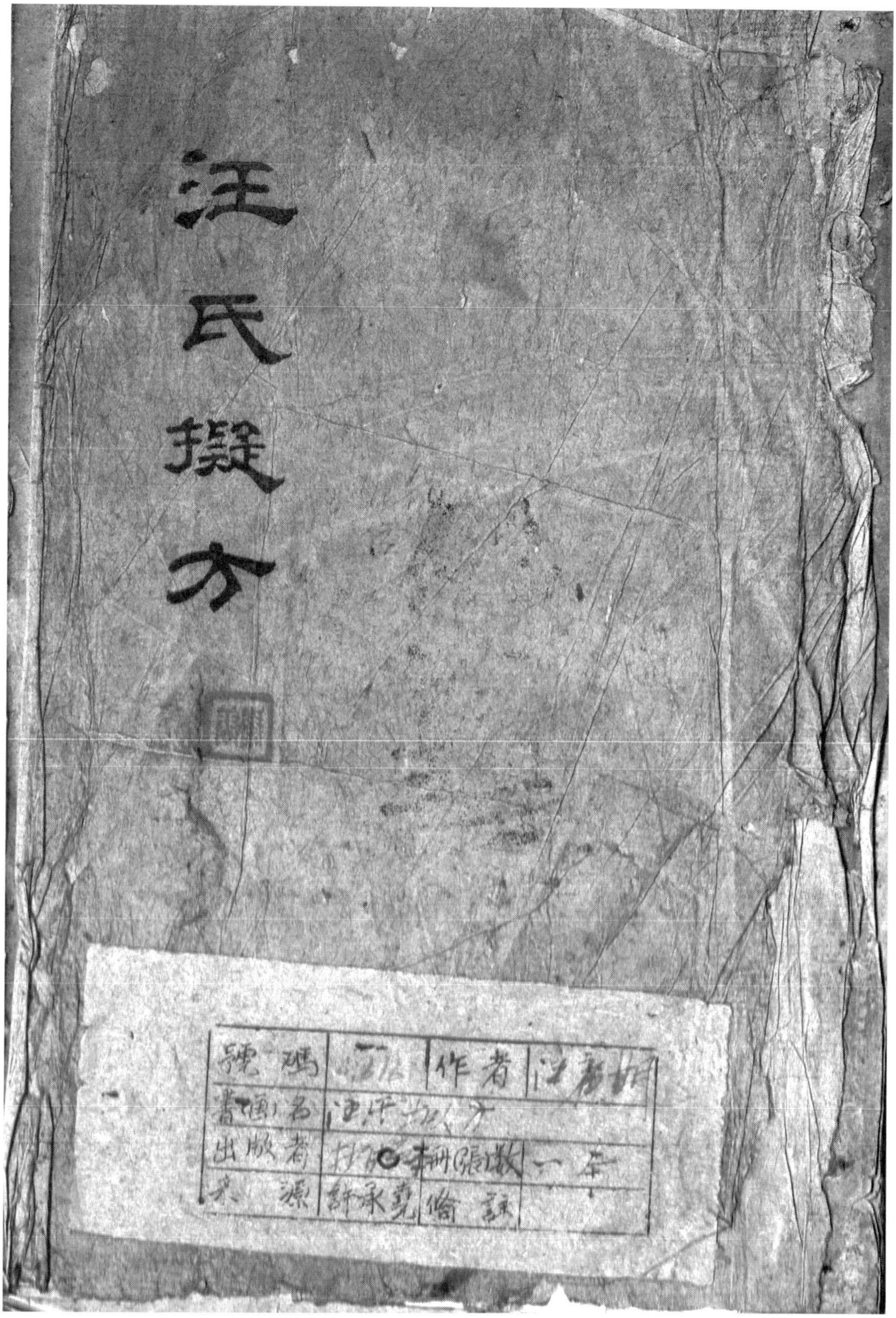
汪氏擬方
號碼
作者
書名
汪氏擬方
出版者
冊數
一本
來源
許承堯

汪廣期先生為新安休邑名醫，用藥甚平淡，而效如神。嘗云：近人體質壯健者十無一二，設遇風寒暑濕之症，醫家不問其人體氣強弱，或用藥過峻，或分兩過重，甚至忘其虛弱，發散太過，往往受害不淺。即或幸而獲愈，而元氣已大虧，後此殆難矣。加予甚憫焉。故予為人治病，心嘗凜凜，藥味惟取平和，不敢炫奇，分兩極加斟酌，不肯孟浪。病如是止，藥亦如是而止。或新用散劑而病幸除，暮即用補劑而本怨即。大抵膏粱之病，切宜扶正以祛邪，斷不可治標而忘本。今亦立方便於行篋，尤加意慎重，或於世不為無補云。自汪先生發後，歷試諸方，無不應驗。如一二劑不效，即多投數劑，亦必見功，且於元氣無傷，尤為可寶。今刊刻贈人，勿以

平淡而忽之，庶不悮自己之病，亦毋負先生之苦心耳

謹識

汪廣期先生擬方

濕熱　濕。去。熱。自。解。不必苦寒涼

茅山蒼朮一錢米泔水浸土炒飯上蒸　木瓜五分

苡仁米八錢　茯苓一錢五分

引用黑芝蔴三錢

風熱方

防風五分　秦艽八分　連翹五分
丹皮八分　甘草五分
不用引
風火方
甘菊花一錢　白蒺藜一錢炒　牛蒡子一錢
連翹八分　桔梗一錢　甘草三分

引用燈心七節

受風

秦艽八分　菊花一錢　料豆三錢

桑葉三片

清水煎服

受熱

此方極妙真可名甘露飲

菉豆一兩　荷葉露一杯　蜜汁三匙

菉豆煎湯入荷露蜜汁內退熱如神

受寒　寒門變化最多亦但取其初受一熱而即解于正無傷者

淡豆豉　水煎服

又方　主在溫散如中寒本方加附子

薑三片　白朮一錢　大棗三枚

清水煎服

又方

黑料豆五錢炒焦熱酒一杯沖入

霍乱吐瀉方

藿香八分　扁豆一錢　茯苓八分

陳皮五分　澤瀉五分　蘆穄米一錢
甘草三分　苡仁一錢　穀芽一錢
神曲八分　金銀花八分
煎好温服
水瀉　多屬濕
陳皮五分　厚朴一錢　蒼朮一錢

赤茯苓一錢　甘草三分　穀芽一錢
神曲八分　扁豆一錢　澤瀉五分
引用薑二片煎服

受暑　暑有陽有陰今擬通用方

扁豆三錢　木瓜八分　陳皮五分
茯苓一錢　甘草五分　穀芽一錢

引用荷○葉○八分　藊○豆○三錢　仝煎服

暑月先服數劑以防暑

貢蒼一錢　白朮一錢　當歸一錢

陳皮八分　甘草八分　柴胡三分

升麻三分

引用人參八分　薑二片　大棗三枚

中暑脉虛身熱汗多

人參一錢　麥冬一錢五分　五味子七粒

水煎服不用引

暑傷胃吐瀉

赤茯苓八分　藿香五分　陳皮五分

扁豆一錢　木瓜五分　澤瀉五分

穀芽一錢　神曲八分　甘草三分

半夏曲五分

引用竈心土水煎服

胸前脹悶

陳皮五分　半夏八分　茯苓一錢

甘艸三分　白朮八分　砂仁三分

香附五分

引用薑一片加參更妙

頭目不清

白蒺藜一錢五分　生何首烏一錢　菊花一錢

黑豆三錢

水煎服不引

感冒風寒頭痛發熱

陳皮五分　北杏仁十立　菊花一錢五分

引用薑三片煎服

瘧疾

柴胡五分　半夏五分　黄芩五分酒炒

陳皮五分　甘草五分　茯苓八分

引用姜一片 虚者久者加人參

痢疾

金銀花一錢 陳皮五分 茯苓八分

焦穀芽三錢 神曲八分 藿香五分

五穀虫八分 甘草三分

引用炒陳米三錢 姜三片 紅白扁豆花四錢

疫症汗多人倦脉弱急促熱不為汗衰危症急扶元氣若攻散則脫擬以補中益氣合生脉為主方

黄耆一錢六分　白朮一錢　當歸一錢

陳皮八分　大麥冬二錢　炙甘草八分

柴胡三分蜜水炒　升麻三分蜜水炒　人參一錢

五味子七立

引用大棗三枚姜一片

疫症熱久不退發表清火皆不効舌黑神昏用此水之劑多有得生者

生地四錢　熟地四錢重則加至兩許燥屎出而熱退　山萸肉八分

丹皮一錢　山藥二錢　茯苓一錢

澤瀉五分

引用童便一杯冲服

解暑挹兄一路清濕熱扶脾元

茯苓八分　苡仁二錢　白朮一錢

甘草五分　扁豆二錢　銀花一錢

穀芽一錢　澤瀉三分　陳皮五分

合下一方學者詳神而明之而於治暑之道不難矣

木瓜 五分

引加菉豆三錢煎服

清暑益氣如受暑勞傷如精神可此服劑

黄蓍 一錢六分　沙參 一錢　白术 一錢

玉竹 一錢　當歸 一錢　茯苓 八分

陳皮 五分　麥冬 八分　甘草 三分

扁豆半　加人叅五分

生脉散孫真人云三伏中服生脉散腎瀝湯則百病不生

人叅一錢　麥冬二錢　五味子十三粒

清水煎服

水土不服霍乱吐瀉等症服此即愈

藿香八分　神曲八分　陳皮八分
澤瀉五分　甘草五分　扁豆一錢
赤茯苓一錢　穀芽二錢
引用姜一片煎服

受暑風而為瘧宜和解法

柴胡五分　茯苓八分　秦艽五分

赤白痢此方可用為引

青蒿五分　陳皮五分　半夏曲五分

甘草三分

引用姜一片仝煎服

暑熱滯下或有紅白

紅扁豆花三錢　白扁豆花三錢

引生姜一片煎服

通治痢疾方

藿香一兩炒　茯苓二兩去皮　五穀蟲八兩炒

甘草一兩五錢炒　穀芽四兩炒　神曲八兩炒

陳皮二兩炒　紅白扁豆花四兩焙

以上為末每服三錢開水下初起兼服熱淡薑湯下

白多經霜蘿蔔煎湯下
紅多防斷腸用穀芽一両炒煎水下
純血痢非火極也腸傷甚耳用炒陳米五
錢金銀花三錢煎湯下
禁口牛乳人乳聽便下
經久不愈竹筒等痢〻氣脫者也冨者参湯

貧者炒焦白术一兩煎湯下

有孕婦人用當歸三錢煎湯下

痢手冷脾將敗也用白术三錢土炒陳米三錢炒黑姜五分煎湯下

食滯太陰致胃不和

神曲一錢　陳皮八分　穀芽三錢

即荷葉煨
飯意

茯苓 八分　白朮 一錢　厚朴 三分
甘草 五分　砂仁 三分
引加炒鍋巴三錢荷葉一錢姜一片煎服
感冒風寒体虛不宜重表此方即解
白蒺藜 二錢　生首烏 一錢　秦艽 八分
菊花 一錢　當歸 一錢

引加大枣三枚姜二片煎服

一切時令单熱不宁

黑豆五錢　甘草二錢　金銀花三錢

黄土五錢

水煎服不用引

傷風咳嗽

桔梗一錢　橘紅五分　甘草三分

前胡五分　杏仁八分

引加姜一片煎服

補脚精神方　臨場先十日服每早一劑

茯神一錢　麥冬一錢　棗仁一錢炒

此方極有斟酌用以平補最爲妥愜

人參一錢　栢子仁八分　白朮一錢
當歸一錢　甘草五分　熟地三錢
加元眼肉七枚煎服

塲中勞倦虛乏或不喜食或發寒熱宜服補中益氣湯

黄耆一錢六分　柴胡三分　白朮一錢

升麻 三分　當歸 一錢　炙甘艸 八分
陳皮 五分
引加大棗三枚姜一片煎服

止瘧方

何首烏 五錢九製　貝母 一錢　料豆 三錢
烏梅 一個　柴胡 一錢　青皮 五分

可加北棗五枚煎好温服立効

柴胡青皮二味汗少則照分両汗多

則減半

時疫方　時疫天地之毒五行厲氣也所

至之處挨門排戶動傷人命其初起

大約似瘧而不分明後則單發熱內傳

而死矣此症元氣勝毒者輕毒勝元氣都不治雖有寒有熱宜扶元解毒則一也妙莫妙於乾一老人湯考之此湯出於道藏云

金銀花　四兩　甘艸　四兩　黑豆　八兩

黃泥　三兩

右為末，煉蜜為丸，如彈子大，滚水調下一丸，每日三丸，汗出熱退為度。

治時疫方　疫乃天地不正之氣，傳染既多，則有疫毒，中之者長幼相類，於傷寒而其實非也。蓋傷寒從外而入，由表而裏；疫從內而出，反歸於胃則死。故乾一

托字妙極

老人湯用甘豆銀花解毒扶元托守也
陰門户誠妙也前已具方矣今閩浙
江恐又有疫想聚數萬之饑民而成疫
人氣之虛病氣之毒更宜扶正以托邪
昔宋金之末大疫東垣以補中益氣投之
而愈謹如法立方

用沙玉膏代參一為未負言力若計一用以養陰退熱較勝于人參

黄耆一片　升麻三兩蜜水炒　白术十兩土炒

柴胡三兩蜜水炒　陳皮三兩蜜水炒　玉竹膏四兩

炙甘草八兩　沙參膏四兩　當歸十兩酒洗焙

右用姜水煮棗去皮核搗藥爲丸如彈子大重三錢每服一丸大約初發熱者乾一老人湯挾虛者補中丸參

合用之内玉竹沙參二膏以代人參

腹中飽悶因食不消暫服湯劑有効之至也

炒焦白术一錢　砂仁三分　穀芽一錢

神曲八分　苡仁一錢　茯苓七分

陳皮五分

倘食麵食飽悶者加蘿蔔子六分

古方選注

提要　葉　紅

内容提要

《古方選注》，一卷，為清代新安名醫方成垣所撰，書中汗吐二劑方論詳細闡述了十三首汗劑與五首吐劑的遣方用藥機理，同時記録了古籍先賢對所載方劑的思想論述。

一、作者與成書經歷

方成垣，字星岩，清代安徽歙縣人，所撰醫著除《古方選注》外，還有《方星岩見聞録》五卷。《方星岩見聞録》成書於清乾隆五十一年（一七八六），現存清乾隆五十二年（一七八七）抄本，藏於四川省圖書館。

方氏自幼聰慧，沉迷醫學，學醫數十載。

《古方選注》成書年份不詳，為外所鮮知。在《徽州文化史·明清卷》中有提及方氏代表著作為《古方選注》一卷。關於方成垣本人，在由國醫大師李濟仁主編、安徽科學技術出版社出版的《新安名醫考》中略有記載，稱其重視前人經驗，并用於臨床，值得稱道。

二、版本

《古方選注》現存清抄本系孤本，全書共一冊。《中國中醫古籍總目》未有記載。今存清抄本，現藏於安徽博物院，四眼綫裝，開本尺寸縱二十二點六厘米，横十五點二厘米，無框。正文半葉九行，行二十一字，小字雙行字數不定。封面有『古方選注　汗吐二劑方論』字樣。

三、基本內容與構成

《古方選注》目録分為汗劑與吐劑兩大部分。全書詳細論述了麻黄湯、麻黄細辛湯、麻黄附子湯、麻黄升麻湯、麻黄連翹赤小豆湯、麻黄杏仁甘草石膏湯、桂枝二麻黄一湯、桂枝麻黄各半湯、桂枝二越脾一湯、小青龍湯、大青龍湯、葛根湯、葛根加半夏湯等十三首汗劑，以及梔豉湯、瓜蒂散、梔子甘草豉湯、梔子生薑豉湯、梔子厚樸湯等五首吐劑的理法方藥。在介紹完每首方劑的臨床應用後，方氏廣泛汲取《黄帝内經》《傷寒論》《金匱要略》等經典醫籍理論，按臟腑辨證、六經辨證分析方中機理。同時，方氏善於取象比類，通過觀察藥物形態，將藥物形態與其功效有機結合，分析單味藥在方劑中所承擔的作用，獨具一格，引人深思。

四、引用文獻

《古方選注》引用文獻豐富且有新意。方氏長於將《黄帝内經》理論和《傷寒論》《金匱要略》辨證思想引入方劑並化為己用，將經典論述與藥物藥性特點有機結合，詳細闡述方劑機理。其將每首方劑拆分為組成藥物，並引經據典加以論述，全面翔實闡述藥物性能。同時，多維度擇名家之見解，集多家注解於一書，意在讓讀者自己權衡、斟酌，判定是非。書中多采用程扶生、葛聖逸、柯韻伯、汪訒庵、成無己、趙嗣真、張無善、王文禄、張璐等人之見解。其中對柯韻伯、汪訒庵、程扶生等非常推崇，多有采用。方氏習醫撰書，善於汲取他人經驗並總結新意，附以自身見解，給予補充説明，以求在原汁原味闡發經旨的同時，體現自身的理解、體會。

五、學術特色

（一）集重所長，注解精練

仲景的《傷寒論》內藴深刻的哲學思維和具體的臨證思辨，行文精短，但義理深邃。如其自述，只有『尋餘所集』，方能『思過半矣』。歷代醫家對《傷寒論》的見解繁多，注解各異，未能形成一致的研討體系。方氏搜集整理了歷代醫家對《傷寒論》中汗、下二劑的相類見解，擇優取之，並將其標注於《古方選注》書中。此外，其亦注重汲取他人經驗，闡解經文每有新解。如對葛根湯的注解言：『輕可散實也，解肌肉之汗，是升提精液之清氣也。』

（二）汗吐二劑，重述太陽

《古方選注》選録十三首汗劑和五首吐劑。整理可得：八方論述太陽病經證，其中五方論述傷寒表實證，三方論述表鬱輕證；有關太陽病變證的熱證論述有五方，太陽病類證的論述有一方，太陽陽明經證的論述有一方，太陽與陰分的兼證論述有三方。太陽主表，統攝營衛，衛外失職，正邪交爭於表。凡外感邪氣由表入裏，首先侵犯太陽，故太陽為傷寒六經傳變之首。太陽病以『脈浮，頭項強痛而惡寒』為辨證提綱，凡是具有表證者，均可予發汗解表。同時，汗法不僅可用於單純的太陽病，當他經病變兼太陽病以太陽病症狀為主時，亦可辨證運用汗法。

（三）釋解方義，分經對證

方氏在整理醫家集注時，注重引用方義釋解完備、方藥特性精研的醫家代表，如王子接、柯韻伯、程扶生、成無己等。通過他們對方中藥物入藥部位的辨析、藥性功效的闡釋，明確各藥物在傷寒六經各類病證中分別起到的作用，分析藥性、藥味及藥物間的配伍要義，讓讀者領悟仲景用方之精巧。如針對麻黄細辛湯，認為麻黄散太陽之寒，細辛、附子溫少陰之經。此外，方氏又適當延展，納入醫家對經文的分析，解釋症狀，據症下藥，以掌握仲景合方之精髓。

（四）引據經典，釋義詳盡

《古方選注》汗、吐二劑篇，引據名家對於《黄帝内經》《傷寒論》《金匱要略》等經典著作的解讀，再回到經典進行佐證，使該書對於經方的釋解言辭精確，内容飽滿。在選注時，該書節録每方的方義、古法、主症、臨證施治及部分服藥後的護理方法，除將仲景《傷寒論》的汗、吐二劑之機理予以清晰、透徹的闡釋外，還介紹了外感傷寒、表裏相傳、表裏同病、合病等概念，由此足見方氏擅總結、精方藥的醫學功底。

安徽中醫藥大學　葉　紅

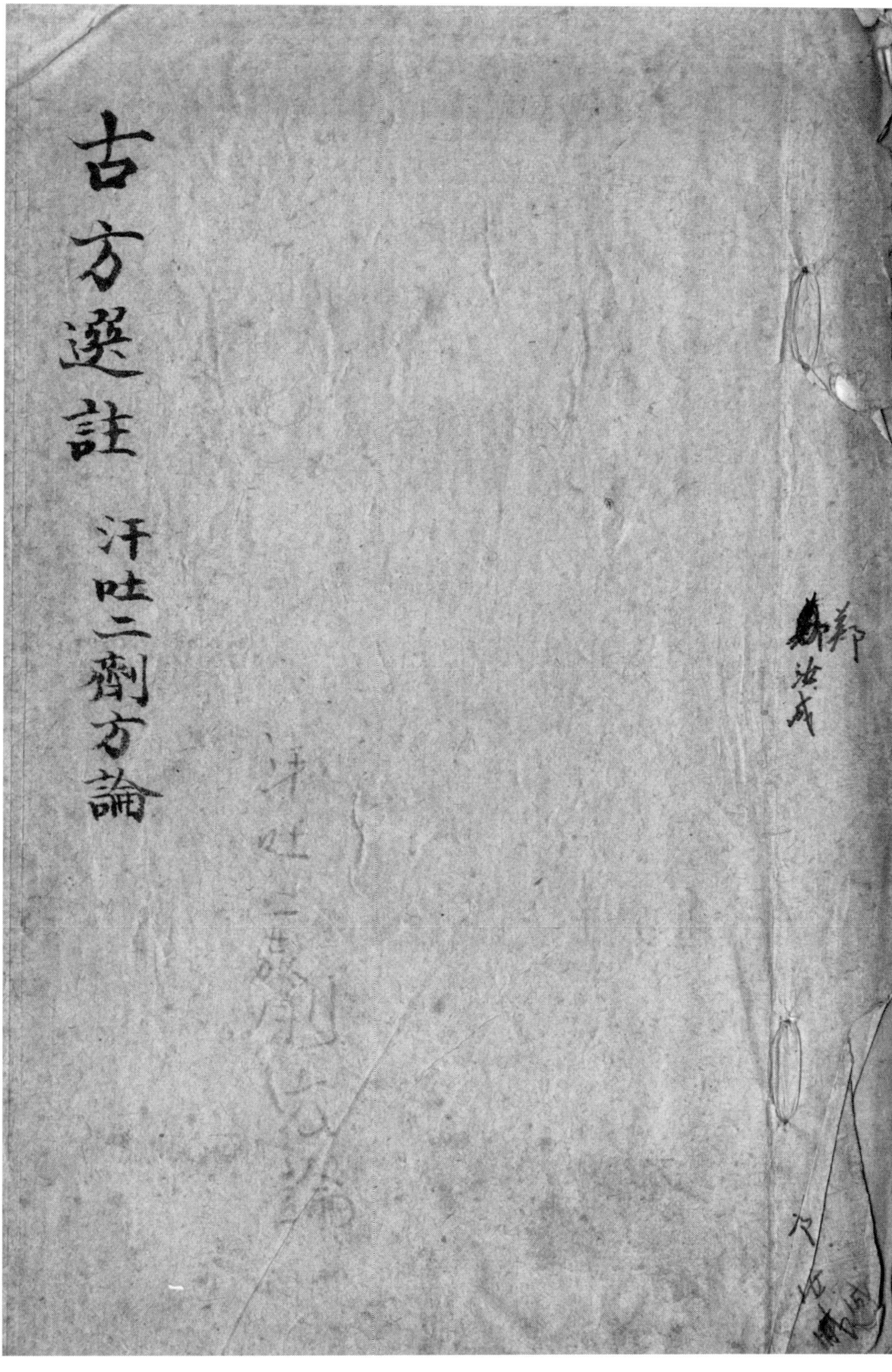
古方選註

汗吐二劑方論

鄭汝成

古方選註

汗吐二劑方論

古方選註目録

吐劑

梔子甘艸豉湯三

梔子生薑豉湯四

梔子厚朴湯五

古方選註

太倉王子接晉三甫註　古歙方成垣星巖集註

同邑曹家桂任南參較

汗劑

麻黃湯，汗劑祖方也。輕可散實也。發經絡之汗，是疏通血脉之陰氣也。邪傷榮而不傷形者，竟發汗以散邪也。病從外之内者，仍治其外也。發營中熱汗。主治太陽營衛，亦可治陽明營衛之邪。

麻黃三兩，去節　杏仁七十粒，去皮尖　桂枝二兩，去皮

甘艸一兩炙

右四味以水九升先煮麻黃減二升去上沫内諸藥煮取二升半去滓温服八合覆取微似汗不須啜粥餘如桂枝將息法

麻黃湯破營方也試觀立方大義麻黃輕清入肺杏仁重濁入心仲景治太陽初病必從心營肺衛入意也分言其功能麻黃開竅發汗桂枝和陽解肌杏仁下氣定喘甘草安内攘外四者各擅其長有非諸藥之所能及兼論其相制七法桂枝外監麻黃之發表不使其大汗

亡陽甘草內守麻黃之出汗不使其劫陰脫營去薑棗者姜性上升又恐碍麻黃發表棗味緩中又恐阻杏仁下氣輾轉回顧無非歆其神速一劑奏績若喜功屢用勢必至名亡陽之禍矣故服已又叮嚀不須啜粥亦恐有留戀麻黃之性也　王註

內經曰寒淫於內治以甘熱佐以苦辛麻黃甘草開肌發汗桂枝杏仁散寒下氣

柯韻伯曰此為開表逐邪發汗之峻劑也麻黃中空外直究如毛竅骨節能驅骨節之風寒悉從毛竅而出為

衛分發散風寒之第一品桂枝支條縱橫宛如經別孫絡能入心化液通經絡而出汗為營分解散風寒之第一品杏仁為心果溫能助心散寒苦能入心下氣為逐邪定喘之第一品甘艸甘平外拒風寒內和氣血為安內攘外之第一品飲入於胃行氣於元府輸精於皮毛斯毛脉合精而溱溱汗出在表之邪得盡去而不留痛止喘平寒熱頓解不可啜粥而藉汗於穀也其不用姜棗者以生姜之性橫散於肌礙麻黃之汛升大棗之性泥滯於膈礙杏仁之速降此欲急於直達稍緩則不汛

横散則不峻矣然此為純陽之劑過於發散如单刀直入之將用此却當一戰成功不去則不戢而召禍故可一不可再如汗後不解便當以桂枝湯代之若猶流連於毛皮又有桂麻各半麻黄一桂枝二之妙用若陽盛於内而無汗者又有麻黄杏仁甘艸石膏湯此皆仲景之心法也

程扶生曰麻黄必煮掠去沫不爾令人煩蓋恐其輕浮之氣過於引氣上逆也甘艸必炙亦緩留中氣之意

葛聖逸曰麻黄體輕而中空故能達肌表開腠理舒毛

三

三

竅其味微苦故能泄實性微温故能就炎為發表之首領但氣味俱薄若不得接應之師則逞其一往而難為繼矣桂枝接應之師也以必勝之策委之麻黃以節制之師監之桂枝此麻黃湯中必參用桂枝也太陽之氣與肺之母氣相合邪從皮毛而入鬱逆肺氣故用杏仁下氣以定喘

汪訒菴曰此治傷寒太陽症邪氣在表發熱頭痛身痛腰痛骨節痛項背強惡寒惡風無汗而喘脉浮而緊亦治太陽陽明合病喘而胸滿亦治哮症麻黃中空辛温

氣薄肺家當藥。而走太陽。能開腠散寒。桂枝辛温。能引營分之邪。達之肌表。杏仁苦甘。散寒而降逆。甘艸甘平。發散而和中。李時珍云、仲景治傷寒無汗用麻黄。有汗用桂枝。未有究其精微。盖津液為汗。汗汗血也。傷寒營血内濇。不能外通於衛。衛衛氣閉固。津液不行。故無汗發熱而惡寒。風傷衛。衛氣外泄。不能内護於營。營營氣虛弱。津液不固。故有汗發熱而惡風。然風寒皆由皮毛而入。皮毛肺之合也。証雖屬太陽。面赤等証。非肺病乎。蓋皮毛外閉。則邪熱内攻。故用麻黄甘艸。同桂枝引出營分之邪。

達之肌表佐以杏仁泄肺而利氣是麻黃湯雖發汗重劑實散肺經火鬱之品腠理不密則津液外泄而肺氣虛〻則補其母故用桂枝同甘艸外散風邪以救表內伐肝以防脾佐芍藥瀉肝而固脾使姜棗行脾之津液而和營衛是桂枝湯雖解肌輕劑實為理脾救肺之製也二湯之用或舍時從症或舍症從時通變合宜存乎人耳

麻黄細辛湯　用附子升腎液以為汗也。治陽邪傷少陰之陽。附子督麻黄從少陰出太陽。

麻黄　附子　細辛

右三味以水一斗先煮麻黄減二升去上沫内諸藥煮取三升去滓温服一升日三服

少陰得太陽之熱而病者。用麻黄發太陽之表汗。細辛散少陰之浮熱。相須為用。欵其引麻黄入於少陰以出太陽陷入之邪。尤藉熟附合表裡以温經外護太陽之剛氣内固少陰之腎根。則津液内守而微陽不至外亡

五

此從裏達表由陰出陽之劑也 王註

内經曰寒淫於内治以甘熱佐以苦辛以辛潤之麻黄之甘以解少陰之寒細辛附子之辛以温少陰之經

柯韻伯曰少陰主裏應無表證病發於陰應有内熱今始受寒邪即便發熱而裏無熱似乎太陽而屬之少陰者以頭不痛而但欲寐也蓋少陰為太陽之雌大言陰與陽小言夫與婦兩相須也太陽陽虛則不能主外内傷真陰之氣便露出少陰之底板少陰陰虛則不能主内外傷太陽之氣便假太陽之面目此陰陽表裡雌雄

相輸應之機耳陰陽疑似之際症難辨而脉可憑内經曰逆冬氣則少陰不藏不藏腎氣獨沉故身雖熱而脉則沉也所以太陽病而脉反沉便用四逆以急救其裡此少陰病而表反熱便於表劑中加附子以豫固其裡蓋腎為坎象二陰不藏則一陽無蔽陰邪始得以内侵孤陽因之以外越耳夫發熱無汗太陽之表不得不開沉為在裡少陰之樞又不得不固設用麻黄開腠理細辛散浮熱而無附子以固元陽則少陰之津液越出太陽之微陽外亡去生便遠惟附子與麻黄並用則寒邪

散而陽不亡精自藏而陰不傷此裏病及表脉沉而當發汗者與病在表脉浮而發汗者逕庭矣若表微熱則受寒亦輕故以甘艸易細辛而微發其汗甘以緩之與辛以散之者又少間矣

汪訒菴曰此治傷寒少陰症始得之反發熱脉沉者少陰症脉微細但欲寐是也太陽膀胱與少陰腎相表裡腎虚故太陽之邪直入而脉沉餘邪未盡入裏而表熱此症謂之表裡傳非兩感也太陽症發熱脉當浮今反沉少陰症脉沉當無熱今發熱故曰反也熱為邪在表

當汗脉沉屬陰又當溫故以附子溫少陰之經以麻黄散太陽之寒而發汗以細辛腎經表藥聯屬其間是汗劑之重者

麻黄附子湯　治邪從陽分注經之症

麻黄二兩去節　附子一枚泡　甘艸二兩炙

右三味以水七升先煮麻黄一二沸去上沫内諸藥煮取三升去渣服一升日三次温服

少陰無裏症欲發汗者當以熟附固腎不使麻黄深入腎經劫液為汗更妙在甘艸緩麻黄於中焦取水穀之津為汗則内不傷陰邪從表散必無過汗亡陽之患矣

王註

成無已曰麻黄之甘以散表寒附子之辛以温寒氣

趙嗣真曰仲師發汗湯劑各分輕重不同至少陰發汗二湯其第一證以少陰本無熱今發熱故云反也蓋發熱為邪在表而當汗又兼脉沉屬陰而當溫故以附子溫經麻黄散寒而熱須汗解故加細辛是汗劑之重者第二證既無裏寒之可溫又無裏熱之可下求其所以用麻黄附子之義則是脉亦沉方可名曰少陰病身亦發熱方行發汗藥又得之二三日病尚淺比之前證亦稍輕故不重言脉證而但曰微發汗所以去細辛加甘草是汗劑之輕者又曰四逆生附配乾姜補中有發二

湯熟附配麻黃發中有補
柯韻伯曰若得之二三日表熱尚未去裡症亦未見麻黃未可去當以甘草之和中易細辛之辛散佐使之任不同則麻黃之勢亦減取微汗而痊是又少陰發表之輕劑矣少陰為陰中之陰而主裡其汗最不易發其邪最不易散故用麻黃附子而助以細辛其次亦用麻黃附子而緩以甘艸則少陰中風脉陽微陰浮為欲愈非必須陰出之陽而解耶然必細審其脉沉而無裏症者可發汗即知脉沉而症為在裡者不可發汗矣此等機

關必須看破

又曰少陰脉而表反熱便於表劑中加附子以預固其陽是表熱陽衰也夫以發熱無汗太陽之表脉沉但欲寐少陰之裏惟附子與麻黃並用則寒邪散而陽不亡甘以緩之微發其汗也

汪訒菴曰此治少陰病得之二三日無裡證者當微發汗無裡症無吐利厥逆裡症也用此湯微發汗以散之

周楊俊云言無裏證則亦有反發熱之表在可知也二方皆治少陰表症少陰無發汗之法汗之必至亡陽惟

此二方用之於二症。金匱用本方治少陰水症。少。氣。脉。沉。虛。脹。

麻黃升麻湯

麻黃二兩半去節　升麻一兩零一分　當歸一兩一分

知母十八銖　黃芩十八銖　萎蕤十八銖

石膏碎綿裹　天門冬去心一方用麥冬　茯苓

甘草炙　白朮　白芍藥

乾姜　桂枝各六銖

右十四味以水一斗先煮麻黃一二沸去上沫內諸藥煮取三升去滓分溫三服相去如炊三斗米頃令盡汗出愈

方中升散寒潤收緩滲泄諸法俱備。推其所重在陰中升陽。故以麻黃升麻名其湯。膏芩知母苦辛清降上焦之津。芍藥天冬酸苦收引下焦之液。苓草甘淡以生胃津液。歸朮萎蕤緩脾以致津液。獨是九味之藥雖有調和之致。不能提出陰分熱邪。故以麻黃升麻桂枝乾姜開入陰分。與寒涼藥從化其熱。庶幾在上之燥氣除。在下之陰氣堅。而厥陰錯雜之邪可解。王註玉函曰。大熱之氣。寒以取之。甚熱之氣。以汗發之。麻黃升麻之甘以發浮熱。正氣虛者。以辛潤之。當歸姜桂之辛以散寒。上熱者。以苦泄之。知母黃芩之苦。涼心去熱。津液少者。以甘潤之。茯苓白朮之甘。緩脾生津。肺燥氣熱。以酸收之。以甘緩之。芍藥之酸。以歛逆氣。萎蕤天冬石膏甘艸之甘。潤肺除熱。

柯韻伯曰。六經方中有不出於仲景者。合於仲景。則亦仲景而已。若此湯其大謬也。傷寒六七日。大下後。寸脈沉遲。夫寸為陽。主上焦。沉而遲。是無陽矣。沉為在裡。則不當發汗。遲為藏寒。則不當清火。且下部脈不至。手足厥冷。泄利不止。是下焦之元陽已脫。又咽喉不利。吐膿血是上焦之虛陽無依而將亡故擾亂也如用參附回陽而陽不可回故曰難治則仲景不立方治也明矣此用麻黃升麻桂枝以散之知母天冬黃芩芍藥石膏大寒之品以清之以治陽實之法治亡陽之症是速其陽之斃也安可望其汗出而愈哉與防風通聖等方同為庸臣僥倖之符也

麻黄連翹赤小豆湯　燥可去濕也。

麻黄二兩　連軺二兩　赤小豆一升

杏仁四十粒去皮尖　生薑二兩　甘艸二兩炙

大棗十二枚　生梓白皮一升

以上八味用潦水一斗先煮麻黄再沸去上沫內諸藥煮取三升分溫三服半日服盡

此湯表裡分解法或太陽之熱或陽明之熱內合太陰之濕乃成瘀熱發黄病雖從外之內而粘着之邪當從陰以出陽也杏仁赤小豆泄內裡濕熱生姜梓白皮泄

肌表濕熱，仍以甘艸、大棗安太陰之氣，麻黄使濕熱從汗而出太陽，連軺根導濕熱從小便而出太陽，潦水助藥力從陰出陽。經云：濕上甚爲熱，若濕下行則爲熱解，熱解而其黄自退也。王註

内經曰：濕上甚而熱，治以甘溫，佐以甘平，以汗爲故，正此之謂也。又煎用潦水者，亦取其水味薄則不助濕氣。

婁氏云：梔子蘗皮湯與此湯治身黄小便利而身不疼者，海藏所謂乾黄是也。桂枝附子湯去桂加白朮湯治身黄小便利而一身盡痛者，活人所謂中濕是也。

柯韻伯曰。太陽傷寒。妄下熱入。但頭汗出。小便不利。身體發黄。此以赤小豆梓皮爲君。而冠以麻黄者。見此爲麻黄湯之壞症。此湯爲麻黄湯之變劑也。傷寒不用麻黄發汗。而反下之。熱不得越。因瘀於裏。熱邪上炎。故頭有汗。無汗之處。濕熱薰蒸。身必發黄。水氣上溢皮膚。故小便不利。此心肺爲瘀熱所傷。營衛不和故耳。夫皮膚之濕熱不散。仍當發汗。而在裏之瘀熱不清。非桂枝所宜。必擇味之酸苦。氣之寒涼。而能調和營衛者。以涼中發表。此方所由製也。小豆赤色。心穀也。酸以收心氣。甘

十口

以瀉心火走血分通經絡行津液而利膀胱梓白皮色
白肺藥也寒能清肺熱苦以瀉肺氣走氣分清皮膚理
胸中而散煩熱故以為君佐連翹杏仁以瀉心麻黃生
姜以開表甘艸大棗以和胃潦水味薄流而不止故能
降火而除湿取而煮之半日服盡者急方通劑不必緩
也至麻黃一方仲景於太陽中隨証加減曲盡其妙豈
拘拘於冬月之嚴寒而用哉
周揚俊曰此亦兩解表裡法也故用外汗之藥必兼滲
湿之味傷寒發黃者必其人太陰素有湿熱更兼寒邪

未散兩邪相合因而蒸鬱為黃也

麻黄杏仁甘草石膏湯

麻黄四兩　杏仁五十粒泡去皮尖　甘艸二兩炙

石膏八兩碎綿裹

右四味以水七升先煮麻黄減二升去上沫内諸藥煮取二升去滓温服一升本云黄耳杯

喘家作桂枝湯加厚朴杏仁治寒喘也今以麻黄石膏加杏仁治熱喘也麻黄開毛竅杏仁下裏熱而以甘艸載石膏辛寒之性從肺發泄俾陽邪出者出降者降分頭解散喘雖忌汗然此重在急清肺熱以存陰熱清喘

十六

十六

定即汗不輟亦不亡陽矣觀二喘一寒一熱治法仍有營衛分途之義

内經曰肝苦急急食甘以緩之風氣通於肝風邪外甚故以純甘之劑發之

張兼善曰余觀仲景常言發汗後乃表邪悉解止餘一證而已故言不可行桂枝湯今汗出而喘無大熱乃上焦餘邪未解當用麻黄杏仁甘草石膏湯以散之夫桂枝加厚朴杏仁湯乃桂枝證悉具而加喘者用之註言汗出而喘以為邪氣壅甚非桂枝所能發散此誤也況

身無大熱更無他證何故復言表邪必甚其後章下後不可更行桂枝湯條下注曰汗下雖殊既不當損正氣則一其言有至理存焉可見汗後所注之誤矣原其理當時因事發機前後失於照應故有此等之弊也

王文祿曰成註謂不可更行以表解故正恐貽之熱耳故復菴云審知邪熱未解雖經汗下宜石膏竹葉湯又云太陽汗解後不宜復行煖劑

柯韻伯曰石膏為清火之重劑青龍白虎皆賴以建功然用之不當適足以召禍故青龍以惡寒脉緊用姜桂

十大

以扶衛外之陽白虎以汗後煩渴用粳米以存胃脘之陽也此但熱無寒佐以姜桂則脉流急疾班黄狂亂作矣加以粳米則食入於陰長氣於陽讝語腹脹蒸蒸發熱矣亢則害者承乃制重在存陰者不必慮其亡陽也故於麻黄湯去桂枝之辛熱取麻黄之開杏仁之降甘艸之和倍石膏之大寒除内畜之實熱斯溱溱汗出而内外之煩熱悉除矣

柯韻伯又曰此温病發汗逐邪之主劑也凡冬不藏精之人熱邪内伏至春解凍後出法當乘其勢而汗之然

汗劑多用桂枝此雖頭項強痛反不惡寒而渴是有熱無寒桂枝下咽陽盛則斃故於麻黄湯去桂之辛熱易石膏之甘寒以解表裡俱熱之症岐伯所云未滿三日可汗而已此法是也病發於風今又名風温其脉陰陽俱浮其症自汗身重蓋陽浮則強於衛外而閉氣故身重當用麻黄開表以逐邪陰浮不能藏精而汗出當用石膏鎮陰而清火表裡俱熱則中氣不運升降不得自如故多眠息鼾語言難出當用杏仁甘艸以調氣此方備升降輕重之性足以當之若攻下火熏等法此粗工

促病之術凡風寒在表頭痛發熱惡風無汗者必用麻　十八
黄發汗汗後復煩更用桂枝發汗若溫病發汗已而身
灼熱是內熱猖獗雖汗出而喘不可更用桂枝湯盖溫
暑之邪當與汗俱出而未得止其汗即灼然之大熱仍
當用此開表清裡降火平喘葢治內蘊之火邪與外感
之餘熱不同法也亦非葛根黄連黄芩湯所能治
程扶生曰此治寒深入肺發為喘熱也汗既出矣而喘
是寒邪未盡若身無大熱則是熱壅於肺故麻黄以散
邪石膏除熱杏仁利肺於青龍湯內減麻黄去姜桂穩

為發散除熱清肺之劑也石膏去熱清肺故肺熱亦可用

汪訒菴曰或問不可更行桂枝麻黄可行耶無大熱石膏可行耶喻嘉言曰治傷寒先分營衛麻桂二湯斷不可混用此症太陽之邪雖從汗解然肺中熱邪未盡所以熱雖少止喘仍未止故用麻黄發肺邪杏仁下肺氣甘草緩肺急石膏清肺熱即以治足太陽之藥通治手太陰經也倘誤行桂枝寧不壅塞肺氣而吐癰膿乎此方亦治温瘧先熱後寒

一七

桂枝二麻黄一湯

桂枝一兩十七銖　芍藥一兩六銖　甘艸一兩二銖

麻黄十六銖　杏仁　生姜一兩六銖

大棗五枚

右七味以水五升先煮麻黄一二沸去上沫内諸藥煮取二升去滓温服一升日再服

桂枝銖兩多麻黄銖兩少即啜粥助汗之變法桂枝湯減用四分之二麻黄湯減用四分之一則固表護陰為主而以發汗為複假麻黄開發血脉精氣助桂枝湯於

衛分作微汗耳但十六銖麻黃不能勝一兩十七銖之 二七
桂枝一兩六銖之白芍則發汗之力太微故又先煮麻
黃爲嚮導而以桂芍襲其後也　王註
柯韻伯曰服桂枝後而惡寒發熱如瘧者是本當用麻
黃發汗而用桂枝汗出不徹故也凡太陽發汗太過則
轉屬陽明不及則轉屬少陽此雖寒熱往來而頭項強
痛未罷是太陽之表尚在故仍在太陽夫瘧因暑邪久
留而內着於募原故發作有時日不再作此因風邪泊
於營衛動靜無常故一日再發或三度發耳邪氣稽留

於皮毛肌肉之間，固非桂枝之可解，已經汗過，又不宜麻黄之峻攻，故取桂枝三分之二、麻黄三分之一，合而服之，再解其肌，微開其表，審發汗於不發之中，此又用桂枝後更用麻黄法也。

張璐曰：詳此方藥品與各半不殊，惟銖分稍異，而證治攸分，可見仲景於差多差少之間，分毫不苟也。

桂枝麻黄各半湯

桂枝一兩十六銖　麻黄一兩去節　芍藥一兩

杏仁二十四粒　甘草一兩炙　生姜一兩

大棗四枚

右七味以水五升先煮麻黄一二沸去上沫内諸藥

煮取一升八合去滓温服六合

桂枝麻黄互複註者皆為兩解法是以淺陋之見窺測

聖人之心良可慨也曷不觀其法先煮麻黄後内諸藥

顯然麻黄為主而以桂芍為監制也蓋太陽邪未解又

因陰陽俱虛汗吐下皆禁不能勝麻黄之銳故監以桂枝約以芍藥而又銖兩各減其半以為小制服後得小汗即已庶幾無大汗亡陽之過爾　王註

柯韻伯曰太陽病得之八九日如瘧狀發熱惡寒熱多寒少面有赤色者是陽氣怫鬱在表不得越因前此當汗不汗其身必癢法當小發汗故以麻桂二湯各取三分之一合為半服而急汗之蓋八九日來正氣已虛表邪未解不可不汗又不可多汗多汗則轉屬陽明不汗則轉屬少陽此欲祇從太陽而愈不再作經故立此法

與前症大不同前方因汗不如法雖不徹已得汗故取桂枝二分入麻黄一分合為二升分再服而緩汗之此因未經發汗而病日已久故於二湯各取三合併為六合頓服而急汗之兩陽相合涇渭分明見仲景用偶方輕劑其中更有緩急大小反佐之不同原法兩湯各煎而合服猶水陸之師各有節制兩軍相為表裡異道夾攻之義也

桂枝二越脾一湯

桂枝十八銖　芍藥十八銖　甘艸十八銖

生姜一兩二銖　大棗四枚　麻黄十八銖

石膏二十四銖

右七味以水五升先煮麻黄一二沸去上沫内諸藥煮取二升去滓温服一升本方當裁為越脾湯桂枝湯合飲一升今合為一方桂枝二越脾湯一

此湯治脉微無陽無陽者陽分亡津之謂故於桂枝湯照原方用四分之二以和陽越脾湯照原方用四分之

二十四

一以行陰行陰者發越脾氣而行胃中之津俾陽和津生而脉復因其病在陽故有陽用二陰用一之殊後人稱越婢者傳寫之誤也　王註

成無己曰胃為十二經之主脾治水穀為卑臟若婢内經曰脾主為胃行其津液是湯所以謂之越脾者以發越脾氣通行津液外臺方一名越脾湯即此義也

張卿子曰無陽二字宜審謂脾氣不發越耳又曰寒少故桂枝少熱多故石膏多

柯韻伯曰太陽病發熱惡寒熱多寒少脉微弱者此無

陽也不可發汗故立此方按本論無越脾症亦無越婢湯後人取金匱補之竊謂仲景言不可發汗則必不用麻黄言無陽是無胃脘之陽亦不可用石膏古方多有名同而藥不同者安可循名而不審其實也此等脉症最多宜用柴胡桂枝為恰當　按外臺秘要云内經脾不濡脾不能為胃行其津液之義是脾經不足而無汗者可用此起太陰之津以滋陽明之液而發汗如成氏所云發脾氣者是也然必兼見煩渴之症脉不長大浮緩而不微弱者宜之

二十五

喻氏曰婢女子之至卑也女子固以順爲正至於婢則（二十五）唯所指使更無專擅矣以大青龍之變化升騰不可駕馭之物約畧用之乃至性同女婢之卑柔此仲景通天手眼也只一方中忽然去芍藥爲大青龍而升天興雲雨忽然存芍藥爲小青龍而蟠泥潤江海忽然用桂枝二越婢一而細雨濕泥沙其精義入神之用後人從未窺其籓也又安能用其法哉

吳人駒曰發散表邪皆以石膏同用者蓋其性寒寒能勝熱其味薄薄能走表非若芩連之輩性寒味苦而厚

不能升達也

喻嘉言曰此風多寒少之症無陽二字仲景言之不一後人置為闕疑不知乃亡津液之稱也故以發汗為戒然非汗風寒終不解故取桂枝之二以治風越婢之一以治寒方為合法

附越婢湯解

金匱要畧曰風水惡風一身悉腫脉浮不渴續自汗出無大熱越婢湯主之　徐註此獨一身悉腫則風多氣強矣風為陽邪脉浮為熱又非汗驟出續自汗

二十八

出若有氣蒸之者然。又外無大熱。則外表少而內熱多。故以越婢湯主之。麻黃發其陽。石膏清其熱。甘艸和其中。姜棗以通榮衛而宣陽氣也。古今錄驗加朮并驅湿矣。

小青龍湯　發心中之汗。滌内蓄之水氣也。治表熱裏寒。治動而逆上之水。入太陽治陽水功兼外散義重半裏。故加減中麻黄可删。加減即於方内求義損益。

麻黄三両　桂枝三両　芍藥三両　乾姜三両

細辛三両　甘艸三両　半夏半升洗　五味子半升

右八味以水一斗先煮麻黄減二升去上沫内諸藥煮取三升去滓温服一升

小青龍湯治太陽表裡俱寒。方義迴異於大青龍之治。

二上七

二十七

裡熱也葢水寒上逆即涉少陰不得已而發表豈可不
相縮照獨泄衛氣以成孤陽之勢乎故於麻桂二湯内
不但留芍藥之收拘其散表之猛再複乾姜五味攝太
陽之氣監制其逆細辛半夏辛滑香幽導綱藥深入少
陰温散水寒從陰出陽推測全方是不欲發汗之意推
原神妙亦在乎陽劑而以歛陰為用偶方小制故稱之
曰小青龍　王註

成無已曰寒邪在表非甘辛不能散之麻黄桂枝甘艸
之辛甘以發散表邪水停心下而不行則腎氣燥内經

曰腎苦燥急食辛以潤之乾姜細辛半夏之辛以行水氣而潤腎欬逆而喘則肺氣逆内經曰肺欲收急食酸以收之芍藥五味之酸以收逆氣而安肺

柯韻伯曰寒熱不解而咳知内有水氣射肺乾嘔知水氣未入於胃而在心下也心下為火位水火相射則水氣之變幻不可拘如下而不上則或渴或利上而不下則或噎或喘留於腸胃則小便不利而少腹因滿矣惟發熱而欬為定症故於桂枝方去大棗之泥加麻黄以開腠理細辛逐水氣半夏除嘔五味乾姜以除咳若渴

者是心火盛故去半夏之燥熱加栝蔞根以生津若微二十八
利與噎小便不利與喘者病機偏於向裏故去麻黄之
發表加附子以除噎芫花茯苓以利水杏仁以定喘耳
兩青龍俱治有表裡證皆用兩解法大青龍是裡熱小
青龍是裡寒故發表之藥相同而治裡之藥則殊也此
與五苓同為治表不解而心下有水氣在五苓治水畜
而不行故大利其水而微發其汗是水鬱折之也本方
治水之動而不居故備舉辛溫以散水並用酸苦以安
肺培其化源也細繹仲公發表利水諸法精義入神矣

趙以德曰溢飲之證金匱云當發其汗小青龍湯治之蓋水飲溢出於表營衛盡爲之不利必倣傷寒榮衛兩傷之法發汗以散其水而後營衛行經脉通則四肢之水亦消必以小青龍爲第一也

柯韻伯曰此方治膚脹最捷又主水寒在胃久咳肺虚又與越婢同治水飲溢於表而爲腹脹水腫宜發汗外解者無不隨手而消越婢治有熱者故方中君以石膏以散陽水也小青治有寒者故佐以乾姜桂以散陰水也

二十九

汪訒菴曰盖發熱惡寒頭痛身痛屬太陽表症仲景書中凡有裏症兼表症者則以表不解三字該之內有水飲則水寒相搏水留胃中故乾嘔而噎水寒射肺故咳而喘水停則氣不化津不生故渴水漬腸間故下利水蓄下焦故小便不利而少腹滿短氣者氣促不能相續與喘不同有實有虛有表有裡此為水停心下令短氣水氣內漬所傳不一故有或為之症表不解故以麻黄發汗為君桂枝甘艸佐之解表咳喘肺氣逆也故用芍藥酸寒五味酸温以收之肺欲收急食酸以收之發汗

以散水邪收歛以固真水水停心下則腎躁細辛乾姜
辛温能潤腎而行水半夏辛温能收逆氣散水飲為使
也外發汗内行水則表裡之邪散矣若表已解有時頭
痛惡寒心下有水乾嘔痛引两脇或喘或咳十棗湯主
之此方散表邪使水從汗出經所謂開鬼門也十棗逐
裏邪使水從二便出經所謂潔淨府去陳莝法也
金匱云平人無寒熱短氣不足以息者實也又云膈上
有留飲其人短氣而渴丹溪治許白雲脾疼腰痛而短
氣大吐下之二十日吐膠痰一桶而安

三十

大青龍湯　泄胸中之汗清內擾之陽氣也。治表寒裏熱。脉微汗出惡風者不可與。

麻黄六两　桂枝二两　甘艸二两　杏仁四十粒　生姜三两　大棗十二枚　石膏如雞子大碎

右七味以水九升先煮麻黄減二升去上沫內諸藥煮取二升去滓温服一升取微似汗〻出多温粉撲之一服汗者停後服

麻黄桂枝越婢互複成方取名龍者辛熱之劑複以石膏變為辛凉正如龍為陽體而變其用則為陰雨也太

三上

三十一

陽寒鬱於表而生喘用杏仁降之太陽熱灼於裏而無汗用石膏泄之麻黃發汗甘艸護榮復有姜棗以調之方義專在泄衛故不用芍藥欲其直達下焦庶幾裏鬱熱之氣可以致和不使有傳變之虞内經治遠用奇方大制故稱大青龍　王註

成無已曰辛甘均為發散然風宜辛散寒宜甘發辛甘相合乃能發散榮衛之風寒麻黃甘艸石膏杏仁以發散榮中之寒桂枝姜棗以解除衛中之風

王文祿曰大青龍麻黃湯之變小青龍桂枝湯之變

柯韻伯曰：此麻黄症之劇者，故於麻黄湯加味以治之也。諸症全是麻黄，而喘與煩躁有别。喘者是寒鬱其氣，升降不得自如，故多用杏仁之苦以泄氣。煩躁者是熱傷其氣，無津不能作汗，故特加石膏之甘以生津。然其性沉而大寒，恐内熱頓除而表邪不解，變為寒中而協熱下利，故必倍麻黄以發表，又倍甘草以和中，更用姜棗以調營衛，一汗而表裏双解，風熱兩除，此清内攘外之功，所以佐麻桂二方之不及也。少陰亦有發熱惡寒無汗煩躁之症，與大青龍同，但脉不浮、頭不痛為辨法。

三十二

三十二

當溫補及脉浮弱自汗出者是桂枝症反與麻黄石膏則真陽立亡矣胃氣不致於四肢故手足厥冷太陽不周於一身故筋惕肉瞤仲景所深戒也必細審其所不可用然後不失其所當用耳要知麻黄症熱全在表桂枝症之自汗大青龍之煩躁皆兼裡熱仲景於表劑中便加寒藥以清裏自汗是煩之兆躁是煩之徵汗出則煩得泄故不躁宜微寒酸苦之味以和之汗不出則煩不得泄故躁宜大寒堅重之品以清之苟與膏本是裡藥令人見仲景入表劑中因疑而畏之當用不用以至

熱結陽明而班黃狂亂紛出矣仲景於太陽經中即用石膏以清胃火是預保陽明之先著加姜棗以培中氣又慮夫轉屬太陰苦心良法有如此者

程扶生曰一服汗者停後服汗多亡陽遂虛惡風煩燥不得眠也此服青龍湯法也曰取微汗曰停後服多少慎重之意亡陽者腎中之真陽隨津液而亡也煩燥不得眠者陽亡而腎中之真陰亦俱亡也前既曰此為逆矣謂不當汗者不宜汗也此又曰汗多亡陽謂即當汗者亦不宜過汗也

三二三

吳綬曰大青龍湯治傷寒發熱惡寒不得汗出煩躁不安脉浮緊或浮數者急用此湯發汗則愈乃仲景之妙法也譬若亢熱已極一雨而凉其理可見也

汪訒菴曰此治太陽中風脉浮緊身疼痛發熱惡寒不汗出而煩躁又治傷寒脉浮數身不痛但重乍有輕時無少陰症者盖此為中風見寒脉浮為風緊為寒煩為陽為風躁為陰為寒風寒兩傷榮衛俱實故有是症又治條為傷寒見風脉也傷寒身痛此風勝故不痛中風身重此兼寒故有輕時風寒外甚故不吐利厥逆無少

陰裏症也桂枝主中風麻黄主傷寒以風寒兩傷故製此而兩解也麻黄甘温桂枝辛熱寒傷榮以甘緩之風傷衛以辛散之故以麻黄為君桂枝為臣甘杏甘苦佐麻黄以發表棗甘温姜辛温佐桂枝以解肌姜棗又能行脾之津液而和榮衛石膏辛甘微寒質重而又專達肌表為使也人身風寒外盛陽必鬱而為熱石膏體重瀉熱氣輕解肌以此重輕之劑同散之乃得陰陽之邪俱已榮衛俱和特此為發汗重劑陶節菴云此湯峻險須風寒俱盛又加煩躁乃可與此湯必脉浮緊浮數煩

三十四

三十四

躁無汗方可與仲景曰若脉微弱汗出惡風不可服々

之則厥逆筋惕肉瞤此為逆也按此即少陰過汗亡陽

之症故仲景更立真武以救其悮故加無少陰症一句

大法太陽煩躁宜汗陽明宜下陰症宜温

葛根湯　輕可散實也　解肌肉之汗，是升提津液之清氣也。

葛根四両　麻黄三両　桂枝二両　白芍二両

甘草二両　生姜三両　大棗十二枚

右七味，以水一斗，先煮麻黄、葛根，減二升，去沫，内諸藥，煮取三升，去渣，温服一升，覆取微似汗，不須啜粥，餘桂枝法將息禁忌。

葛根湯即桂枝湯加麻黄，倍葛根，以去營實，小變桂枝之法也。獨是葛根、麻黄治榮衛實，芍藥、桂枝治營衛虚

三十六

方中虛實互複者其微妙在先煮麻葛减二升後内諸 三一三
藥則是發營衛之汗為先而固表收陰襲於後不使熱
邪傳入陽明也故仲景治太陽病未入陽明者用以驅
邪斷入陽明之路若陽明正病中未嘗有葛根之方東
垣易老謂葛根是陽明經主藥誤矣王註
本草云輕可去實麻黃葛根之屬是也此以中風表實
故加二味於桂枝湯中也
張卿子曰按前桂枝葛根湯則此似失麻黃二字蓋二
葛根即桂枝麻黃變例也故二症項背強几几惡風一

也几音殊 短羽鳥飛几几也

柯韻伯曰此證身不疼腰不痛骨節不疼不惡寒是骨不受寒矣頭項強痛下連於背牽動不寧是筋傷於風矣不喘不煩躁不乾嘔是無內症無汗而惡風病只在表若表病而兼下利是表實裡虛矣比麻黃青龍二症較輕然几几更甚於項強而無汗不失為表實但脉浮不緊是中於鼓動之陽風故於桂枝方加麻黃倍葛根以去實小變麻桂之法也葛根味甘氣涼能起陰氣而作汗開腠理而解表故以為君寒熱俱輕桂芍俱減麻

三十六

黃助桂姜以開表大棗助甘芍以調內故用以治表實而表邪自解不必治裏虛而下利自瘳與大青龍治表裏俱實者徑庭矣蓋葛根氣輕清而體厚重輕可去實重以鎮動厚以固裏惟表實裡虛者宜之胃家實者非所宜也故仲景於陽明經中不用葛根東垣定為陽明經藥易老云未入陽明者不可便服豈二老未讀仲景書乎要知葛根桂枝俱是解肌和裏之劑故有汗無汗下利不下利俱可用與麻黃之專於發表者不同耳

喻嘉言曰金匱治太陽病無汗小便反少氣上沖胸口

噤不得語欲作剛痓亦用之者以其邪在太陽陽明兩經之界兩經之熱并於胸中必傷肺金清肅之氣故水道不行而小便少津液不布而無汗陽明之筋內結胃口外行胸中過人迎環口熱并陽明斯筋脉牽引口禁不得語然剛痓無汗必從汗解況濕邪內欝必以汗出如故而止故用此湯合解兩經之濕熱與風寒之表法無害其同也

葛聖逸曰麻黄主皮毛葛根主肌肉淺深之别也麻黄氣温葛根稍寒陰陽之別也麻黄性猛葛根性平性情

之別也以葛根名湯不廢麻黃是則主輔之別也

汪訒菴曰此治太陽病項背几几無汗惡風亦治太陽陽明合病下利鳥之短羽者動則引頸几几然狀病人項背難舒之貌也無汗惡風中風表實也陽明脉上頸而合于太陽恐將傳陽明故加葛根以斷之此症又名剛痓風寒傷筋故拘急而強直也金匱治之亦主此方

仲景曰太陽發汗不徹煩躁短氣者亦宜此湯更發其汗汗出不徹者脉濇知之也按傷寒失于汗下而短氣者為實汗下後短氣者為虛表實宜發汗表虛宜解肌

傷寒有併病有合病本經未解傳入他經有催併之義為併病二經同受邪者為合病合病者邪氣甚也太陽陽明合病其症頭痛腰痛肌熱鼻乾目痛脉浮大而長頭腰太陽也肌目鼻陽明也浮大太陽也脉長陽明也陽經合病必自下利邪併於陽則陽實而陰虛陽外實而不主裏則裡虛故下利吳鶴皐曰庸工便謂傷寒漏底不治不知與此湯以散經中表邪則陽不實而陰氣平利不治而自止矣按葛根能引胃中清陽上行故凡下利多用之特開大肌肉津液盡從外泄小兒布痘見

點之時亦忌今人知忌升麻而恣用葛根兒命遭枉者多矣

附足太陽為諸陽之首故多傳變太陽傳陽明水傳土也為微邪又謂巡經得度傳太陽傳少陽謂之越經傳太陽傳太陰謂誤下傳太陽傳少陰謂表裡傳水勝火火勝水此南北之變頃刻害人辨之不早必成不救太陽傳厥陰謂首尾傳三陰不至於首唯厥陰與督脈上行與太陽相接又名巡經得度傳災變至重

葛根加半夏湯

葛根四兩　麻黄三兩湯泡去黄汁焙乾　桂枝二兩　白芍二兩

甘草二兩　生姜三兩　大棗十二枚　半夏半斤洗

右八味以水一升先煮葛麻減二升去白沫内諸藥

煮取三升去渣温服一升覆取微似汗

葛根湯升劑也半夏辛滑芍藥收陰降藥也太陽陽明兩經皆病開闔失機故以升降法治之麻黄姜桂性皆升惟其升極即有降理寓於中又有白芍甘草安中焦再加半夏通陰陽而氣遂下嘔亦止是先升後降之制

三九

三十九

王註

程扶生曰、麻黄減分而既煮去沫矣而此復加之湯泡
揔歆減其上行之氣前方用桂此方用桂枝桂性治下
而枝性治上也

汪琥曰、外臺方議問曰、經云、下利不可發汗發汗則脹
滿今此下利又發汗何也曰、少陰下利清穀者為裏虛
若更發汗則脾虛而脹今太陽病未罷或有頭痛惡風
寒等症尚在於表其脉尚帶浮便傳入陽明而有口渴
身熱等證又自下利必須此方發散太陽之表以中有

葛根能除陽明之邪也故諸證但發熱兼有裡而脈浮者此與前方最善

汪訒菴曰此治太陽陽明合病不下利但嘔蓋寒為陰陰性下行裏氣不和故利而不嘔風為陽陽性上行裏氣逆而不降故嘔而不利加半夏以下逆氣

吐劑

梔豉湯。吐劑祖方也。宣可決壅也。病從內之外者。仍謫其內也。吐胸中寒飲。吐中焦之輕劑。陽明表劑。多從是湯加減。

梔子十四枚生用　香豉四合綿裹

右二味。以水四升。先煮梔子。得二升半。內豉。煮取一升半。去滓。分為二服。溫進一服。得吐者。止後服。

梔子豉湯為輕劑。以吐上焦虛熱者也。但梔子本非吐藥。以此二者生熟互用。涌泄同行。而激之吐也。蓋梔子生則氣浮其性湧香豉蒸罯熟腐其性泄涌者宣也泄者降也既欲宣又欲其降兩者氣爭於陽分自必從宣而越於上矣余以生升熟降為論柯韻伯以梔子之性屈曲下行淡豉腐氣上蒸而為吐引証瓜蒂散之吐亦在於豉汁吾恐瓜蒂亦是上涌之品吐由瓜蒂非豉汁也存之以俟君子教我　王註

成無己曰酸苦湧泄為陰苦以湧吐寒以勝熱梔子豉湯相合吐劑宜矣又曰吐證亦自不同如不經汗下邪氣蘊鬱于膈則謂之實也應以瓜蒂散吐之瓜蒂散吐

胸中之實邪也若發汗吐下後邪氣乘虛留於胸中則謂之虛煩應以梔子湯吐之此吐胸中虛煩也柯韻伯曰太陽以心腹為裏陽明以心腹為表蓋陽明之裏是謂實不特發熱惡熱目疼鼻乾汗出身重謂之表一切虛煩虛熱咽燥口苦舌胎腹滿煩躁不得卧消渴而小便不利凡在胃之外者悉是陽明之表也仲景製汗劑是開太陽表邪之出路製吐劑是引陽明表邪之出路所以太陽之表宜汗不宜吐陽明之表當吐不當汗太陽當汗而反吐之便見自汗出不惡寒饑不能

食朝食暮吐欲飲冷水不欲近衣等症此太陽轉屬陽明之表法當梔子豉湯吐之陽明當吐而不吐反行汗下温鍼等法以致心中憒憒怵惕懊憹煩燥舌胎等症然仍在陽明之表仍當梔子豉湯主之梔子苦能湧泄寒能勝熱其形象心又赤色通心故主治心中上下一切證豆形象腎又黑色入腎製而為豉輕浮上行能使心腹之濁邪上出于口一吐而心腹得舒表裡之煩熱悉解矣所以然者二陽之病發心脾此是心脾熱不是胃家實即所云有熱屬藏者攻之不令發汗之義也急

除胃外之熱不致胃家之實即此梔豉湯爲陽明解表裏之聖劑矣熱傷氣者少氣加甘草以益氣虚熱相搏者多嘔加生姜以散邪下後而心腹滿起卧不安是熱已入胃便不當吐故去香豉屎未燥鞕不宜復下故祇用梔子以除煩佐枳朴以泄滿此兩解心腹之妙又小承氣之輕劑也若丸藥下之心微煩而不懊憹是知寒氣留中而上焦留熱故任梔子以除煩倍乾姜以逐内寒而表熱自解此又寒熱並用爲和中解表之劑矣内外熱熾肌肉發黄必須苦甘之劑以調之栢皮甘草色

黄而潤助梔子以除内煩而解外熱形色之病仍假形色以通之此皆用梔豉加減以禦陽明表證之變幻也夫梔子之性能屈曲下行不是上湧之劑惟豉之腐氣上蒸心肺能令人吐耳觀瓜蒂散必用豉汁和服是吐在豉而不在梔也梔子乾姜湯去豉用姜是取其横散梔子厚朴湯以枳朴易豉是取其下泄皆不欲上越之義二方後槩云得吐止後服大背仲景之旨矣看梔子與茵陳栢皮湯俱不言吐病人舊微溏者不可與則梔子之性自明矣

汪訒菴曰、此治傷寒汗下後。虛煩不眠。劇者反覆顛倒。心下懊憹。及大下後。身熱不退。心下結痛。或痰在膈中。煩為熱。勝梔子苦寒。色赤入心。故以為君。淡豉苦能發熱。腐能勝焦。助梔子以吐虛煩。故以為臣。酸苦涌泄為陰也。

王海藏曰、煩。氣也。躁。血也。煩出於肺。躁出於腎。故用梔子治肺煩。香豉治腎躁。亦用作吐品。以邪在上焦。吐之則邪散。所謂在上者因而越之也。或問煩躁皆心為之。何謂煩出肺。躁出腎。曰。熱則煩。熱甚則躁。煩為陽。躁為

陰大抵皆心火為病火旺則金鑠水虧惟火獨病故肺
腎合而為煩躁挼大便爽者為吐症大便秘者為下症
若大便微溏者不可與以裏虚寒在下雖煩非藴熱也

瓜蒂散　宣可決壅也。吐胸中寒飲。吐上焦之重劑。　主治陽明胸中痞鞕。亦可治少陰溫溫欲吐。諸亡血虛者。不可與。

瓜蒂一分熬黄　赤小豆一分　香豉一合

右三味各別擣篩為散以合治之取方寸匕以香豉一合用熱湯七合煮作稀糜去渣取汁和散溫頓服之不吐者少少加得吐快乃止諸亡血虛家不可與

瓜蒂散按赤小豆本草用細粒赤豆今人用半紅半黑者恐非存後斟酌

王

瓜蒂散乃酸苦涌泄重劑以吐胸寒者邪結於胸不涉太陽表實只以三味為散煮作稀糜留戀中焦以吐之能事畢矣瓜蒂性升味苦而湧豆性酸歛味苦而泄恐其未必即能宣越故複以香豉湯陳腐之性開發實邪定然越上而吐矣王註

成無已曰其高者越之越以瓜蒂豆豉之苦在上者湧之湧以赤小豆之酸內經曰酸苦湧泄為陰

柯韻伯曰胸中者清虛之府寒邪凝結內熱不得外達以至痞鞕其氣上冲心下煩心中温者熱鬱也脉微浮

或弦遲或乍際手足寒飲食入口即吐者寒束也咽喉不得息心下滿饑不能食欲吐不能吐者寒格而熱不得越也肺氣不得降胃陽不得升諒非汗下之法所能治必得酸若湧泄之品因而越之上焦得通中氣得達肺家之治節行胸中之陽氣復痞鞕可得而消矣瓜蒂色青象東方甲木之化得春升生發之机能提胃中陽氣除胸中實邪為吐劑中第一品然必得穀氣以和之小豆色赤象心甘酸以保心氣香豉形色象腎性本沉重黴熟而使輕浮能使腎家之清氣交於心胸中之濁

氣出於口作為稀糜調服二散雖快吐而不傷神奏功之捷勝於汗下此所以三法鼎立耳今人不知岐伯仲景之精義置之不用汗之下之變證蜂起可勝悼哉

程扶生曰亡血虛家常有是證吐之恐重其虛且致其血上湧

汪訒菴曰此治卒中痰迷涎潮壅盛顛狂煩亂人事昏沉五癇痰壅及火氣上衝喉不得息食填太陰欲吐不出傷寒如桂枝症頭不痛項不強寸脉微浮胸中痞鞕氣上衝喉不得息者胸有寒也當吐之亦治諸黃急黃

卒然發黃心滿氣喘命在須臾曰急黃或服此散或搐鼻或加丁香胸中痰食與虛煩者不同越以瓜蒂之苦涌以赤小豆之酸吐去上焦有形之物則木得舒暢天地交而萬物通矣或問何謂木鬱曰厥陰少陽屬木於令為春乃人身生發之氣也食者陰物也脾胃者坤土也飲食填塞太陰則土盛而反侮木生氣不得上升而木鬱矣吐之則木得條達而遂其升生之性矣瓜蒂梔豉皆吐劑要知瓜蒂吐痰食宿寒梔豉吐虛煩客熱如未經汗下邪鬱胸膈而痞滿者謂之實宜瓜蒂散此重

劑也已經汗吐下邪乘虚客胸中而懊憹者為虚煩宜

梔豉湯此輕劑也

梔子甘艸豉湯

梔子 十四枚 生　甘艸 二両　香豉 四合綿裹

右三味以水四升先煮梔子甘艸得二升半内豉煮一升半去滓分二服温進一服得吐止後服

梔子豉湯吐胸中鬱熱之劑加甘草一味能治少氣而諸家註釋皆謂益中非理也葢少氣者一如飲家之短氣也熱蘊至高之分乃加甘艸載梔豉於上須臾即吐越出至高之熱 王註

汪訒菴曰此甘以補之

吐劑

梔子生薑豉湯

梔子十四枚生　生薑五两　香豉四合

右三味以水四升先煮梔子生姜得二升半内豉煮取一升半去渣分二服温進一服得吐止後服

梔子豉湯加生薑則又何說也蓋梔豉為輕劑以吐胸中之熱若嘔則熱更在卑窒於胃矣故加生姜入胃升散引領梔豉從胃中湧熱上出也首章言胸窒寒前章言胸之上此章言胸之下　王註

汪訒菴曰此辛以散之

梔子厚朴湯

梔子十四枚　厚朴四兩姜炙　枳實四個湯浸去穰麩炒

右三味以水三升半煮取一升半去滓分二服溫進

一服得吐止

梔子厚朴湯下後遺熱心煩起臥不安腹滿是三焦病矣故以上湧下泄為治凡用梔子皆取其上涌客熱複以厚朴枳實者取其酸苦下泄陰滯不煩不滿而起臥亦安矣王註

成無己曰酸苦湧泄梔子之苦以湧虛煩朴實之苦以

吐劑　上

泄腹滿。

汪訒菴曰、此亦表裡兩解之法。

十